U0389663

过敏无小事

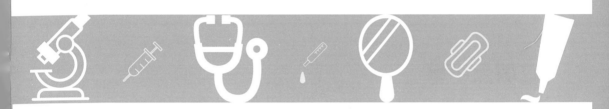

北京和睦家医院

袁姗 ◎ 著

吉林科学技术出版社

图书在版编目（ＣＩＰ）数据

过敏无小事 / 袁姗著. -- 长春 ：吉林科学技术出
版社，2019.12
ISBN 978-7-5578-6380-7

Ⅰ．①过… Ⅱ．①袁… Ⅲ．①变态反应病－防治
Ⅳ．①R593.1

中国版本图书馆CIP数据核字(2019)第255513号

过敏无小事
Guomin Wu Xiaoshi

著　者	袁　姗
出版人	李　梁
责任编辑	孟　波　冯　越　杨超然
封面设计	长春市阴阳鱼文化传媒有限责任公司
制　版	长春市阴阳鱼文化传媒有限责任公司
幅面尺寸	167 mm×235 mm
字　数	248千字
印　张	17.5
印　数	1—6 000册
版　次	2019年12月第1版
印　次	2019年12月第1次印刷

· ·

出　版	吉林科学技术出版社
发　行	吉林科学技术出版社
地　址	长春市净月区福祉大路5788号出版集团A座
邮　编	130118
发行部电话/传真	0431-81629529　81629530　81629531
	81629532　81629533　81629534
储运部电话	0431-86059116
编辑部电话	0431-81629518
网　址	www.jlstp.net
印　刷	长春人民印业有限公司

· ·

书　号	ISBN 978-7-5578-6380-7
定　价	49.90元

人在一生中常患的疾病就是感冒和过敏。感冒每个人都会得，而过敏，令人没有想到的是，也几乎每个人都会经历，经常是不经意地就来了。因为日常接触的物品形形色色，身体各部位总有可能不适应，当我们出现打喷嚏、咳嗽、皮肤瘙痒、眼睛红肿等表现时，预示的反应多为过敏。感冒大家都知道，是病毒引起的反应，人人都有丰富的临床体验和自我治疗经验。说到过敏，也许也能说上几句，但是涉及真正的诊断和治疗，就一头雾水了，即便是非常有经验的过敏专科医生，也不一定能清楚地知道是什么原因引起了患者的过敏反应，由此就发生了一方面患者容易道听途说、偏听偏信、耽误病情，另一方面临床医生的误诊、误治的常见现象。还有那些打着低敏、抗过敏或舒缓过敏旗号的各类保健品、护肤品、营养品等，又有多少真的值得信任？所以，多少都要懂点儿过敏知识，提高我们的生活质量。

什么是过敏

过敏到底是什么？当一个人说"我过敏了"或医生对患者说"你过敏了"，表达的其实是好几层意思。

第一，诊断为过敏。过敏是一大类过敏性疾病的简称，根据过敏症状发生部位不同细分为过敏性皮炎、过敏性鼻炎、过敏性哮喘、过敏性胃肠炎、过敏性肝炎等。

第二，患病的原因是过敏。身体对某些物质产生不能耐受的反应，这些物质叫致敏原，可以引起过敏。

第三，过敏是个症状。一般情况下过敏症状表现为皮肤黏膜红痒、打喷嚏、流眼泪等，但是也有一些其他少见的症状，如腹泻、肝功能受损等，需要通过医生的经验和实验室检查来判断。过敏穿插在一个疾病的前前后后，因此，当一个人说"我过敏了"，指的是他接触了致敏原，并引起了皮肤黏膜红痒、打喷嚏、流眼泪或腹泻，甚至头疼等症状，需要进行抗过敏处理。

1959 年在北京做过一个调查，结果显示，48% 的被调查人群患有过敏性疾病；1980 年又对一部分北京居民做调查，患有过敏性疾病的人群比例为 37.7%；后来又在几大城市的儿童中做过大样本流行病学调查，大概 10% 的儿童有遗传过敏性皮炎。2015 年有文章发表对出生 42 天新生儿的湿疹调查，结果接近半数新生儿患有婴儿湿疹，病因多和过敏有关。虽然上述调查结果可能存在争议，但也说明过敏是人们生活健康中非常普遍的问题。所以不但医学工作者需要努力研究过敏，大众人群也应该多了解一些有关知识，尽量减少过敏情况的发生。

但是过敏研究明白了吗？当然没有很透彻。过敏性疾病是临床常见病，尤其是过敏性皮肤疾病，就诊人数更是占皮肤病门诊总人数的 1/2 左右，但真正能说得清楚过敏发生、发展和预后的病例并不常见。

医学上对过敏的定义很简单，即过敏指的是致敏原通过各种途径接触人体后产生的反应。定义一目了然，但是在临床上，甚至有很多医生都说不清楚疾病的细节，比如：

哪些疾病是纯粹的过敏性疾病？

哪些疾病或症状和过敏相关？

如何判断及寻找致敏原？

具体到某个患者，致敏原通过哪些途径作用于人体？

临床上如何有效选择致敏原检测试验？

医生或患者如何正确分析致敏原检测试验结果？

如何通过药物以及其他方法有效控制过敏？

单纯避免与致敏原接触是否真的能一劳永逸地避免过敏性疾病？

…………

上述这些问题目前绝大多数还不能得到明确而统一的解答，有些研究结果甚至与临床诊断意见相反，使临床医生无所适从，过敏的患者更是如雾里看花，因此，也就难以得到有效的治疗和预防。如前所述，如果你家里刚刚有了一个新生儿，那么近50%的可能会出现湿疹，而如何治疗和护理湿疹患儿则成为新手父母的第一难题。到底新生儿湿疹是因为母乳妈妈吃的食物引起了宝宝过敏，还是奶粉喂养导致的不耐受？是对沐浴露过敏，还是对衣物本身材质不耐受？是对家里的狗毛、猫毛敏感，还是对家里装修材料或家具味道有反应？抑或是还有其他特殊原因？如何快速地寻找出致敏原，避免继续接触，如何能有效地治疗过敏反应……真的是五花八门，一堆乱麻待捋顺。

随着世界工业化程度的加速，生活方式的改变，过敏性疾病发病率逐年上升，已经成为一个不可回避的全球性问题，儿童更是"重灾区"。尽管过敏性疾病同癌症等致命性疾病有明显不同，多数过敏属于轻中症，并不致命，但是却给我们带来巨大的烦恼，严重干扰着我们的生活。过敏一旦转为慢性，过敏症状持续，就会使我们的生活质量明显下降，幸福感也随之降低。那些对花生、牛羊肉，甚至阳光过敏的人，在他们的整个人生中必须避免接触这些东西，想想这是多么遗憾的事情。

目前，据不乐观估计，发达国家和发达城市患有过敏性皮肤疾病的人群已经占总人口的 20% 左右，加上其他器官的过敏反应，比例会提高到 40%。每年因为过敏导致的医疗花费正在逐年增高，因其而产生的劳动力病休日也随之逐年增加，这些已经不仅仅属于医疗问题，还影响着国计民生。由此可见，正确认识并积极有效控制过敏是我们每个人都需要了解的基本常识性医疗科普知识。

网上能搜到的过敏知识要么太杂乱，要么太专业，我撰写本书的目的就是想尽量通俗地讲解生活中常见的各种过敏原因、表现和一般处理方法，这样在日常生活中，如果自己或亲友遇到了过敏问题，根据你掌握的知识，就能做出基本的判断，进行基本的诊治，并做出积极预防的措施。当然，病重的时候，一定要到医院找专业医生治疗。

变态反应就是过敏反应的专业名词

北京协和医院有很多科室都很出名，诊疗技术在全国名列前茅，其中就有变态反应科，很多国内甚至国外的患者慕名而来，希望针对自己的病情得到确切的诊断和治疗，当然，它也确实满足了很多患者的需求，因此一号难求。但如果你第一次到医院咨询台询问自己身体不适应该挂什么科，咨询人员可能会告诉你到"变态反应科"，或者其他科室医生建议你的情况最好到变态反应科就诊，若不是非常了解医学常识，突然听到"变态"这两个字，是不是感觉茫然又可笑，甚至有一些患者觉得受到了侮辱，我在临床上就见到过若干版本的患者反应："变态？还有这种科？""变态？你怎么骂人哪，我怎么变态了？""变态反应科？还有这种病？谁命名的？"有这些反应的患者基本上把"变态反应"这个中性躯体症状等同于"变态"这个口语贬义词表达的精神情况了。当然，我在北京大学医学部上学的时候也曾经嘟囔过，这是谁翻译和命名的？追踪溯源，变态是植物和动物的一种拟态，而医学上的变态反应则指的是一种躯体对各种致敏原刺激后的反应，虽不如动植物拟态那么容易通过这种反应来适应环境的改变，但是也是一种适应中的情况，可能随着人类的进化，变态就会成为基因表达中正常的情况。虽然现在听着"变态"是不怎么舒服，但是没有办法，目前尚没有其他词语可以替代这个专业词汇。所以当我们遇到一些过敏性疾病，还是需要到"变态反应科"看病才对路。但是到目前为止，国内设立变态反应科的医院并不多，只能根据影响的器官和组织分别去皮肤科、眼科、呼吸科和耳鼻喉科等科室就诊。可是正确的西医分类，变态反应科才是专门治疗过敏性疾病的科室。这条路还很漫长，还需要医学界同仁进一步提高对过敏情况的严重性的认识，投入越来越普遍和严峻的过敏形势中来，只有这样，才能对慢性的、长期的过敏患者进行有效的规范化治疗。

关于变态反应一词，据考据的资料显示，1906年奥地利儿科医生首次提出"Allergy"这个词语，原意为"变化了的反应"，意思是当初设想结果没有得到，却得到了一个新的结果，由此认为是变化了。这一词语流传到我国则翻译成为"变态反应"，即过敏反应。其实我国古代早就有对变态反应的描述，我们日常生活中所说的"发物""忌口"等词语，其实就是人们观察到了某些食物会引起或加重皮肤和其他身体部位的反应，但是直到现在，"忌口、避忌"一说并没有得到中医理论的有效发展，也没有明确的中医学说，常常是约定俗成，为此西医总是对此嗤之以鼻。但是从过敏角度和物质相互作用理论来讨论，"忌口"也有一定道理可言，当然，需要更多临床实践和实验室研究以明确其匹配性。

变态反应就是过敏反应，前面说过敏指的是致敏原通过各种途径接触人体后产生的反应，而变态反应这个命名就显得更专业化一些，名词解释也更高大上，指的是人体对某些抗原物质发生的异常免疫反应，导致机体生理机能紊乱或组织细胞损伤。这个名词解释是从病理生理改变来命名，是不是显得更高深莫测一些？其实日常科普用过敏一词足矣。

对同一种物质，有些人表现为正常免疫反应，有些人表现为变态反应。结果不同的原因为何，目前仍不得而知。虽然有很多学说和假说理论，但是都不能圆满地解释这个现象。目前认为遗传和环境两种因素对变态反应均可能起一定作用。

20世纪80年代以后，国际上变态反应学发展很快，我国中华医学会也于2001年成立了变态反应学会。目前变态反应学包括以下分支：儿童变态反应学、耳鼻喉变态反应学、呼吸变态反应学、哮喘学、皮肤变态反应学、大气生物学、环境医学、临床生态学、临床免疫学、风湿病学、艾滋病学，这些都是目前临床研究的热点项目。

皮肤的变态反应包括变态反应性荨麻疹、变态反应性皮炎、特应性皮炎、药物变态反应、食物变态反应、吸入物变态反应、节肢动物变态反应、橡胶变态反应、微生物变态反应、真菌变态反应等。其他组织器官的变态反应包括变态反应性鼻炎、变态反应性哮喘、变态反应性胃肠炎、变态反应性肝炎等。把"变态反应"全都改成"过敏"，目前没有任何问题，也非常容易理解，但是同行会说看着不像是专业人士说的和写的。科普嘛，还是接地气一些比较好，因此本书我还是用了过敏一词介绍疾病。

皮肤过敏患病率最高，占各类过敏性疾病的50%左右，其中以荨麻疹、血管性水肿、特应性皮炎、接触性皮炎和药疹最多见。随着大量新的食品添加成分、化妆品、建筑材料、药品、染料、化工产品等进入人们的生活，大量致敏原也随之产生，尽管近20年来全球针对致敏原的检测进行了不断研发，但在临床工作中仍旧不能很理想地找到明确致敏原，还需要医患继续共同努力。

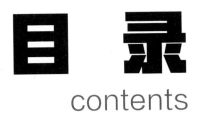

目 录
contents

第二章｜谁是过敏的"闺蜜"

第三章｜别人的美食可能是你的"毒药"

第四章 | 这些不注意，过敏随时找上你

第五章 | 要美丽，不要过敏

第六章 | 孩子最容易被过敏找上门

第一章

过敏可不是小事情

欲语还休 ✳
——荨麻疹不是
简单的问题

　　医务临床工作其实挺枯燥无味的，多数情况属于重复工作。每天能碰上个别疑难病例就跟打了鸡血似的，会兴奋，然后查资料、备功课，不仅能增加临床经验，还有可能发个文章，若是能搞个国内第一例，甚至全球第一例，这离出名也不远了。但是若是看的都是皮炎、湿疹、脚气、瘊子什么的，每天让医生把话重复说个 20 ～ 30 遍，然后每年重复 300 天，想要医生能有个好脸色，也挺不容易。目前很多医务人员正在挤出各种业余时间积极做科普，因此如高血压、糖尿病、肥胖症的科普被很多人熟知。根据调查，北京 50 岁以上的人群中，高血压患者占 50% 以上，糖尿病患者占 20% 以上，总人群中肥胖症患者超过了 30%，患者太多，而且各种并发症都会影响患者的生活质量、经济情况，甚至寿命。患者对病情重视了，科普教育也就容易得多了，受教育者多了，临床上也好沟通了，相辅相成。但皮肤疾病却有所不同，普通皮肤科疾病的科普知识其实也不少，但是受重视的不多，并且存在很多误区。比如脚气，是真菌感染，俗称足癣，若发展到其他部位，可以为体癣、头癣、股癣、须癣等。但是俗话说"内不治喘，外不治癣"，足癣虽然简单，但是通常情况下，人们总觉得不容易控制，易反复发作或重复感染，甚至有些人还认为，若是治疗足癣，则容易患上其他疾病。这些不良信息一方面减少了患者求医的机会及患者的依从性，另一方面增加了治疗的难度，也经常被诟病说皮肤科医生连个脚气都治不好，还能干什么。因此医生见到这些常见病，会反复讲述治疗方法及注意事项，一天说上3遍还能忍受，说30遍就会疯掉。若是银屑病（俗称牛皮癣），那患者首先关注的就是漫天飞舞的小广告，因为各种偏方在治疗上确实有立竿见影的效果，虽然后果不堪，但是短时间内可以达到非常好的控制状态，因此造成了患者认识上的误区，延误了最佳的治疗时间。很多皮肤病患者总想有特效药，一劳永逸，这些想法都是医务人员科普知识宣传不到位的结果。

　　在中国，即便同为医生，其他科室的大夫也不认为皮肤科医生有多么重要。从我们大学同学聚会就可见一斑。肿瘤科、消化科、内分泌科、心脏科、血液科、骨科、眼科等科室的医生都是大咖的样子，即便是化验室和影像科都很受欢迎，而皮肤科经常被挤兑。我一直想，其实这就是没有认真贯彻"上医治未病"的思想。很简单的例子，你从未见过一个真正快乐的少年长青春痘，对于幸福与不幸福的反应，身体比意识感受更明显，更不易受骗。反过来就意味着，当一个皮肤科医生注意到皮肤有问题的时候，及时给患者以建议，可以提前发现并积极预防更严重疾病的发生。在这里要对能从事皮肤科工作的我自我表扬一下，皮肤科医生很能见微知著，并且心理学要学得好。

　　说远了，本小节我想说说荨麻疹。荨麻疹是临床常见病，在北京三甲医院的普通皮肤科门诊，若是一天不看到10～20个荨麻疹患者，就像是这个皮肤科医生没好好干活。急诊医生若是不认识或不会合理处理荨麻疹，那这个急诊医生也是不合格的。

荨麻疹的临床典型症状就是风团，俗称风疙瘩，一种水肿性的红色团块，是皮肤、黏膜小血管扩张及渗透性增加而出现的一种局限性水肿反应，此起彼伏的。绝大多数荨麻疹非常痒，患者的自我感觉很差，风团持续时间通常为2～24小时，绝大多数是反复发生，持续数日到数月，甚至数年，有15%～25%的人一生中至少发作过一次荨麻疹。幸运的患者，一次发作，数小时内消失，莫名出现，莫名消失，很难发现或者说明确定原因。

 小贴士

一般人第一次患荨麻疹会惊慌失措，因为皮肤上像画了红地图似的，一大片一大片，或者像被很多蚊子咬了似的，而且痒得不得不抓，越抓皮肤问题越严重，连成一片，更痒。尤其是孩子，父母经常手足无措。但若是父母本身曾经患过荨麻疹，出现过类似的情况就会淡定很多。皮肤科急诊半数都是荨麻疹患者。荨麻疹患者多数病情都比较轻，口服抗过敏药即可缓解，但有些患者，他们表现得很严重，除了口服药，可能还需要静脉点滴药物，甚至需要留院观察或抢救，因为有些患者会伴有发热、关节痛或者胸闷、喘憋等紧急重症情况。严重的荨麻疹会憋死人，这不是恐吓。因此一旦发生荨麻疹并出现瘙痒以外的其他情况，尤其是喘憋，请尽快去最近的医院就诊，医院越近越好，有时候5分钟就能导致患者呼吸道堵塞而窒息死亡。所以先别急着找原因，若是手边有抗过敏药，先吃上一片。

荨麻疹多数归于普通类型，普通就意味着发病原因和食物、药物、空气中的花粉、螨虫等过敏有关，或者是和细菌、病毒等感染有关。大部分通过血致敏原筛查和血常规检验以及简单的病史询问即可确诊。除了普通类型荨麻疹，还有一些特殊临床类型，特殊不等于临床少见，更不等于治疗有多特殊，仅仅是一些原因特殊、病情特殊、相关联的情况特殊等，如接触性荨麻疹、皮肤划痕症、延迟性压力性荨麻疹、延迟性皮肤划痕症、获得性冷荨麻疹、家族性冷荨麻疹、胆碱能性荨麻疹、局限性热荨麻疹、延迟性家族性局限性热荨麻疹、日光性荨麻疹、运动性荨麻疹、震颤性荨麻疹、水源性荨麻疹、肾上腺素能性荨麻疹、电流性荨麻疹、遗传性家族性荨麻疹综合征。

名称太多了，一扫而过，不用细看，因为有些常见，有些罕见，甚至医生一辈子也见不到。罗列上述名称，是为了体现荨麻疹的复杂性，目的是让读者不要认为荨麻疹就是个简单的疾病，质问医生治疗方法不当或找不到原因。要知道，荨麻疹诊断不难，看图说话就可以确定，难的是如此常见的表现，背后的原因多种多样，病情轻重不同，病程长短不同，受累的器官不一定都在皮肤上，后果自然有所不同。

医生在临床上把重点放在寻找荨麻疹的病因以及其他伴有荨麻疹病症的疾病的鉴别诊断上。荨麻疹病因有很多，但是能确定的不多，不超过1/4，尤其是慢性荨麻疹（反复发作超过6周），目前认为病因有：食物和食物添加剂，吸入物（花粉、螨虫、灰尘等），各种感染（细菌、真菌、病毒、寄生虫等），药物（青霉素、疫苗等），物理因素（日光、冷、热等），昆虫叮咬（蜂类、毛虫等），精神因素和内分泌改变（紧张、绝经、妊娠等），内科疾病（胃病、肠炎、甲亢、红斑狼疮、风湿病等），遗传因素（红细胞生成性原卟啉病、家族性冷荨麻疹等）。

还没有写详细就已经列出这么多。其实就是说，各种可能的原因都存在，想要明确病因，就需要全面思考判断，也是对医患双方的考验。即便是常见的食物，也要考虑哪种食物、是生食还是熟食、是否有添加剂的作用、是否有腐败变质的情况等。为了帮助患者确定病因，不可以仅仅依靠各种化验检查，即便是 160 项的致敏原点刺筛查试验，也依旧不能遗漏体检和病史。体检需要做全面检查，包括甲状腺、泌尿生殖系统。尤其是超过 6 周的慢性荨麻疹，对患者生活造成很大困扰，痒的时候恨不得把皮肤都抓破。对于伴有焦虑和抑郁情绪障碍的患者，慢性荨麻疹更是不易控制，在临床上经常见到发病时间超过两年以上的患者，从全国各地而来，期望能在北京的大医院做个彻底的治疗，但是仍旧有人失望而归。

在我的患者里，到目前为止，慢性荨麻疹最长发病时间 15 年，反复发作，停药的时间不能超过一周，基本上 2 ~ 3 天必须服药控制瘙痒。检查也没有发现明显异常，所有的抗过敏药都服用过，有什么新型药物都去尝试，包括各种免疫调节剂和抑制剂，也包括中药，但是荨麻疹却顽固得很，这位患者每个月都来找我开药，聊两句，询问有什么好的方法，为此也督促我看了好多荨麻疹相关的书籍，患者就是医生的老师。后来这位患者却不知不觉地好了，也不知道为什么，也没有其他并发问题或新问题。因此，我总是告诉我的患者，即便是慢性荨麻疹，发作时间超长，没有找到明确的原因，也不要特别着急，可能到一定时候就会好的。虽然这个时候不知道是哪一天，这么说有点儿不负责任，但是医学就是如此，找到原因的可以进行对因治疗，但有些即便找到了原因也无法控制，比如对灰尘过敏。每次我阅读文献，见到"原因不明，但是……"这种字样都会苦笑。我们对任何疾病的认知都只是疾病的一小部分，大部分还在不断探索中，经常会有新的知识出现。所以在临床上患者问医生，我这病是怎么得的，一般给出的都是可能原因。当然，如水痘，病因很清楚，是水痘病毒引起的疾病，可是这种病因很清楚的疾病，也并不是说所有相关问题都清楚，比如感染以后为什么有的人表现为水痘，有的人不表现；有的人病情轻，不用治疗就好转，有的人病情重，能致死；有的几岁患病，有的70多岁才得；二次发作的带状疱疹，为什么多数长在腰腹部等，并不是用病毒感染、传染或免疫力低下这三个词句就能解释一切疑问的。

病史在寻找线索中很重要，病史就是发病前到不适开始的过程，因此患者就诊前一定要细心观察、好好思索，哪怕是排队等待时的几分钟，尽量给医生提供更详细的信息以帮助诊断和治疗。临床上我们常规有荨麻疹22问，特别是针对慢性荨麻疹，问诊特别重要。22问如下：

1. 疾病初发时间。

2. 风团发作频率和持续时间。

3. 昼夜差异。

4. 疾病发生与周末、假期、旅游的相关性。

5. 风团形态、大小和分布情况。

6. 相关血管性水肿。

7. 相关皮肤主观症状，如瘙痒、疼痛。

8. 个人和家族特应性疾病（荨麻疹）史。

9. 既往或当前诊断过的过敏性疾病、感染、内科疾病或其他可能的情况。

10. 精神心理疾病。

11. 外科移植术。

12. 胃肠道问题（嗳气、排便情况、胀气）。

13. 物理因素或运动有无诱发。

14. 药物应用史（非甾体抗炎药、针剂、免疫接种、激素、缓泻药、栓剂、滴耳剂、滴眼液等其他选择性疗法）。

15. 饮食情况。

16. 与妇女月经周期的相关性。

17. 吸烟习惯。

18. 工作类型。

19. 兴趣爱好。

20. 应激（积极的和消极的）。

21. 与荨麻疹和情绪影响相关的生活质量。

22. 早期治疗及对治疗的反应。

这 22 问主要是想通过问诊找出荨麻疹的病因或排除一些病因，包含了物理、化学、食物、药物、基础疾病、情绪等各方面因素。其实任何疾病都有各种针对性的问题用于诊断、鉴别诊断和寻找病因，类似于这个 22 问。但是需要患者是个有心人，这就是对患者的考验。若是一问三不知，会增加医生诊断难度，可能大家会同走歧路，但受伤害最大的永远是患者。

治病绝不是医生单方面的事情，主体在于患者本人。我一般都建议患者对自己要多关注一些，身体是自己的，没有人比自己能更好地了解它。看病时一切指望医生，误诊、误治就很可能发生。而且寻找病因不一定全能靠化验检查。尤其是这么多因素都可以造成荨麻疹，更不能通过临床试验撒大网来寻找病因，病史询问和全身体检才是最重要的手段。若是能找到规律，有倾向性地进行辅助检查，更能帮助医生和患者尽快寻找到原因。我也见到过极端的患者就诊，来到诊室，不言不语，露出皮肤就想让医生给个结论，如同让医生相面一样，医生刚一询问病史，立马起身走人，认为这个医生"不行"。别忘了，西医望、触、扣、听，中医望、闻、问、切，都是四诊合参。若一名医生看病只是望一望就给出确切的结论，我一定不会百分百相信他。毕竟，很多疾病需要其他的信息和条件做参考，以鉴别和辅助诊疗。临床上还有很多"模仿力超强"的疾病容易混淆视听，如同模仿秀一样，若不是从各个角度辨别，就容易误诊。即便给出正确诊断，治疗也需要根据个人体质有所取舍，比如高血压，不是所有高血压患者都用同一种降压药。因人而异、大同小异、求同存异，都是治病的原则。

帮助患者抽丝剥茧，就地找病因就是对医生的考验。找到病因后从源头控制病情，釜底抽薪，才能更好地控制病情，减少发作。比如，由胃的幽门螺杆菌造成的荨麻疹，我们一定要请消化科医生进行二到四联疗法规律杀菌治疗 2 ~ 6 个月，荨麻疹则会自然消退，而不会迁延数年不愈，影响生活质量。还不能忘了口腔问题，因为并不是所有人都习惯于每 3 ~ 6 个月定期检查牙齿并治疗，因此牙周病、龋齿等合并存在的各种口腔杂菌感染也会造成荨麻疹的发生。当然胆囊炎和泌尿生殖道的感染也是另外两个常见感染因素，女性还不能忘了查查妇科情况。

🔍 小贴士

荨麻疹的诊断不难，但病因查找困难。治疗上若是能针对病因治疗，也算容易，若是没有找到病因，则仅能对症处理，减少风团发作，降低瘙痒程度。当然，有些病因找到也很难避免，如胆碱能性荨麻疹，运动、摄入热的饮料或食物、出汗以及情绪激动等都可以诱发胆碱能神经释放乙酰胆碱，导致一系列的因子变化，产生荨麻疹症状，正常人的青年时期很难完全避免上述诱发因素，因此，一般建议运动前预防性服药，随着年龄增大，荨麻疹自然就缓解了。

无论荨麻疹是否能找到病因，口服抗过敏药物是常用的控制症状的手段。目前，抗过敏药也有很多选择，根据临床表现选择一代或二代抗组胺药、过敏介质阻释剂和其他种类药物，或者两种或两种以上抗过敏药联合使用，或者同其他中药、免疫调节剂等合用，选择较多，怎么选，听医生的。慢性荨麻疹治疗过程中的减药过程也相当漫长，每个月减量一次是常用的周期，而且患病时间长的时候还需要更换抗过敏药物，但都必须在医生指导下用药，否则容易功亏一篑。

一些类似荨麻疹的疾病，如血清病、离心性环状红斑和荨麻疹性血管炎等，有荨麻疹表现，但还有其他伴随症状，均不属于常见病，并且病情反复、略重，需要临床医生根据各种病史、检查等加以鉴别，治疗上会有所不同，此时必须遵医嘱，有些药物不良反应较大，需要严格监测。

常见病不等于就是容易治疗的病症，也没有任何医生能说清楚各种疾病的治疗时间。病毒诱发的荨麻疹，一般病程是 7 ~ 14 天，但是在临床上也有不少超过 6 周的。

> 曾经有个患病儿童，一岁多点儿，其实荨麻疹并不重，考虑是普通的呼吸道病毒引起的。开始症状比较重，略痒，建议口服西替利嗪滴剂，每天夜间一次，每次 10 滴，病情逐渐减轻，服用一周停药，三周以后，每日仅出现 3 ~ 5 个黄豆大小风团，其他全都正常，饮食和二便均好，也不痒不抓，这种情况等待观察即可，患儿的妈妈却特别紧张，每天一个电话，周末也不间断，询问我为什么还不好，还得多久能好，会不会是白血病的早期表现，是不是不吃药就不可以痊愈，若是吃一点儿药，药量是正常的 1/3 会不会无效，时间长了（她的时间长是指服药超过 3 天，而医生的时间长是指 30 天）会不会有不良反应，有没有必要查致敏原，有没有必要做个全身检查……弄得我那一阵儿也头大如斗，把话重复说了 N 遍，让妈妈放心。还好，最后孩子在第 7 周的时候皮疹全部消退，我也终于回归了正常工作状态。一年后，妈妈来咨询她的神经性皮炎的事情，我们还谈及此事，都乐得不行，不过我还是建议妈妈重视自己的情绪问题，必要时看心理医生，毕竟她太容易紧张了，神经性皮炎也是情绪诱导的一种常见皮炎。

学会减法不仅仅是口头上的事情，若是情绪紧张已经影响生活，则必须重视起来，躯体疾病积极治疗，心理疾病也不要讳疾忌医，请心理医生帮助，甚至服用一些药物都是可靠的方法。

情绪紧张也容易引起荨麻疹。情绪紧张不等于抑郁症，虽然对抑郁症的认知因为名人宣传而逐渐增多，但是仍旧会有很多误区，比如有些人可能因为平时外表看是乐观主义者，凡事都会笑颜以对，别人都认为是团队的开心果，以为根本不会得抑郁症，其实这是对抑郁症的误解，不然不会那么多笑星都是抑郁症患者，如憨豆先生。而很多抑郁症早期都是表现为躯体症状，如全身疼、记忆力下降等，患者以为是疲劳所致，症状会持续相当长的时间，以年计算，反复发生，止疼药用量越来越大，还不能控制疼痛，其实这是情绪问题。若是在了解抑郁症以后，适时看心理医生，得到早期干预，也会减少其他症状，尤其是皮肤情况。我经常建议患者看看心理医生，虽然有时候会遭到患者的不理解，但是通过摆事实、讲道理，最后还都能被认可，所以沟通很重要。但是这个建议的前提是医生对抑郁症要有充分认知，不能矫枉过正，不要认为所有皮肤病患者都需要看心理医生，毕竟医生本身还需时常充当"安慰剂"。

我经常用感冒给患者举例，感冒应该是最常见、最单纯的疾病，平均每人每年大约患 4 次感冒，每次感冒持续 5 ~ 7 天。绝大多数感冒均会自行痊愈，有些人症状重，发热、头疼、关节痛等，有些人症状轻，仅仅打几个喷嚏。但是感冒可能发展到并发肺炎，继而导致死亡，每年冬季都有老人因为感冒而诱发其他情况导致去世。我这里说的不是流感，若是流感，则情况更重。因此，一个感冒都有各种可能性，何况其他疾病呢。在疾病的转归过程中，医生起辅助作用，仅仅靠医疗手段，没有患者配合，我想，患者失望的结果应该占大多数吧。

医生不是上帝，进医院不等于进保险箱。医患关系不是契约关系和合同关系，你来看病，我包你治好，那就不会有人离世了。网上有笑言说：看病应该类似某宝销售，若是患者满意，则同意支付款项，不满意除了退款，还要给差评。让医生跟着患者身后跑，"亲，给个好评呗。"我想该想法出发点是好的，但是这类评价最好只是针对医生的服务态度。医学问题本身不可控性太多，和服装鞋袜等产品不同，即便是一个优秀的、经验丰富的医生针对同一类疾病，因为患者自身情况的制约，如身体其他器官的健康情况，甚至包括经济情况、家庭成员的态度等，也会有不同的治疗结果。见多了在手术室门口或 ICU 门口家属们的各种表现。社会是个大舞台，你方唱罢我登场。医生也只能尽自己的责任，凭良心办事，提升社会责任感和慈悲心。医患双方都希望能治好疾病，提高生活质量，延长寿命，但是总有不尽如人意的时候。医生们能做到的一定是偶尔治疗，常常帮助，时时安慰。最后附上一篇关于小儿荨麻疹的长微博：

一些日子以来，关于小儿罹患荨麻疹的临床就诊病例和网络咨询非常多，因此本文告知大家一些荨麻疹的基本知识。

荨麻疹是非常常见和普通的皮肤疾病，小儿的病因多和病毒感染及过敏有关。其中呼吸道和肠道病毒感染约占40%，因此，在孩子感冒、发热、流鼻涕等之后的 1 ~ 2 天，全身各处都可能发生或小或大或融合成片的风团（皮肤水肿或发红），并不是特别痒，夜间发作尤重。此时，一般不会出现危险情况，治疗上可以根据小儿年龄和瘙痒轻重给予或不给予抗组胺药。病情随病毒清除而好转，病程一般在 10 ~ 14 天。之后可能还会偶发数个小风团，但是不用特殊处理。

若是过敏诱发，则需考虑与疫苗注射及日常饮食有关，疫苗注射一般持续 7 天左右，痒的程度不同，和疫苗注射有时间相关性。食物过敏若是不清楚致敏原，则荨麻疹会反复发作并伴有剧烈瘙痒，建议到医院做致敏原筛查，目前多先选择抽血化验。个别食物过敏有危险，可以导致喉头水肿，引起窒息。因此要积极控制过敏症状，及时到医院就诊。

　　还有一些疾病，表现的是类似荨麻疹的症状，但是不是荨麻疹，这需要皮肤科医生来判断，比如荨麻疹性血管炎、荨麻疹性皮炎、多形红斑早期及血清病等，这些病还会有其他伴随症状，可能需要一些其他检查，甚至皮肤活检送病理检查。

　　总之，对于小儿荨麻疹，父母首先要知道就诊之前一个月孩子的日常基本情况，有无感冒、腹泻、疫苗注射、新辅食添加、环境改变等等，风团发生的时间、持续的时间、瘙痒的程度、孩子整体精神面貌、对抗过敏药物的反应等等，详细描述给医生听，这样有助于医生做出正确判断。

充分重视药物
或药物相关的过敏

我们开始学习临床诊断的时候，老师总是强调几个"史"的询问，现病史、既往史、个人史、家族史、过敏史、冶游史等等。现病史：这次患病的发生、发展和治疗经过；既往史：以前有没有其他疾病、手术等；个人史：吸烟、饮酒、月经、婚育情况等；家族史：家里面二代血亲为主的疾病情况；过敏史：以前的药物或其他过敏情况；冶游史：有无非婚性行为。总是有人不清楚或故意隐瞒，尤其是对药物过敏的情况，不清楚的患者占绝大多数，原因多为药名不好记。

现在人们对药物的认识比以前要提高了很多，拿到一个药物，一看说明书，天啊！那么长的不良反应罗列出来，看一眼就会吓死人。进口的药品更是把不良反应罗列得甚至连医生都没有耐心看完。有的患者就会钻牛角尖，医生怎么给我开这么毒的药？其实，所有药物都有毒副作用，包括中药。我们都希望药物能发挥最大的治疗作用，但是药物除了治病，引起的不良反应仍旧是一个难题，有些不良反应能通过一些手段来预测，如青霉素引起的过敏反应，预先皮试，可以提前预知绝大多数的青霉素过敏。但是多数药物不良反应不能预测，只能密切观察，有反应后再判断是否与药物本身有关。好的药物一般都存在比较长的研发期和观察期，甚至上市以后，还在密切观察着药物相关的不良反应。比如服药治疗疾病期间出现了车祸，按照一般原理，车祸不是药物的不良反应，但若是因为服药引起的注意力下降、困倦等，可以导致人的判断力下降，就可能在开车过程中出现一些事故。那么我们就会发现在说明书上有一些标注，如困倦、不建议高空作业和开车等提示。中药和一些老西药的药品说明书上不良反应一栏会写得很少，新药和进口的药物则会写得很多，这种情况不是说明中药的不良反应少于西药，老药的不良反应少于新药，而是在观察药物作用和不良反应方面，中药和老药还没有遵循目前的规则。

越来越多的药物说明书上详细标明了药物的不良反应等情况，这是药物研发和临床应用进步的表现。每个国家都有药物不良反应监测中心，医生也承担着上报各种药物不良反应的任务，在没有觉察到的角落里，默默给全人类奉献着。偶有听到某些药物因被发现某某严重不良反应而撤市的消息，就是这类工作的结果，比如以前常用的息斯敏（阿司咪唑），就是因为会造成心脏的不良反应和药物相互作用太多而撤市。甚至一些刚投入市场使用的新药，也会因为应用人多了以后，发现了试验期间没有发现的不良反应而撤市。最近撤市影响比较广泛的就是日本研发的HPV（人乳头瘤病毒）疫苗。人类只有不断地更新健康知识，不断地开拓疾病认知，才能更健康地生存。

我们服用药物前经常会思考两个问题：一是这个药是针对我这个病的吗？二是这个药的毒性会很大吗？第一个问题一般不会出错，一般情况下，医生都不会把降糖药当作降压药开给患者，除非医生不负责任，或者患者理解错误。第二个问题就是我们常常担心的，吃了那么多的药，不治病，反倒致命。因此就有很多走极端的患者，不吃药，扛着，糖尿病发展成了酮症酸中毒，高血压发展成了脑出血。这种情况更多见于孕妇，怕药物影响腹中的胎儿，宁可在家挺着，也不吃药。其实有些情况下，病毒或细菌感染本身比用药对胎儿的影响大得多。目前孕妇使用的药物多有安全性评估，我们多选择孕妇用药分类为A和B类的，相对无毒或毒性可以忽略的。而若是药物有说明，可能对胎儿有影响，还要评估是弊大于利，还是利大于弊，跟患者及家属说明情况后进行选择，同时积极监测胎儿情况。皮肤科疾病，如银屑病和红斑狼疮，有些女性在怀孕的时候会加重，有些甚至有生命危险，那么就需要医生用药控制病情，有些情况下可能会使用 C 类药物，在患者和家属充分理解的基础上，医生才会给出处方，同时密切监测胎儿各项指标。

我们把所有和治疗目的无关的反应都称为药物不良反应。药物不良反应包括过量（中毒）、不耐受、特发性、副作用、继发作用及过敏，但不包括药物相互作用（即两种或两种以上药物的相克以及药物和食物等的不良反应）。不良反应中最常见的是胃肠道反应（如胃肠道刺激或腹泻等）和过敏，而皮肤上的药疹则是过敏反应中最常见的症状。

当你拿到一个药物说明书的时候，多数情况下，你在不良反应或注意事项上会发现如下相同或类似的几个信息：胃肠道反应，包括腹痛、腹泻等；皮疹；孕妇及过敏体质者慎用；请将此药品放在儿童不能接触到的地方。而皮疹就是药物过敏的主要表现，药物引起的皮疹，简称药疹，这不包括药物引起的胃肠道过敏，仅仅是皮肤表现而已。没有人敢说一个药物不会过敏，也没有一个东西绝对不会引起任何人的过敏。医疗上没有绝对，都是相对和概率。若是一个医生对患者说某种东西绝对不会引起过敏，那么这个医生要么孤陋寡闻，要么刚愎自用，奉劝患者换个医生看病。

常见的可能引起药疹的药物种类有：解热镇痛类，如水杨酸、阿司匹林等；磺胺类，如新诺明（磺胺甲唑）；安眠镇静药，如巴比妥类；抗生素类，如青霉素；中草药，如红花等。还有很多其他种类的药物也可能引起药疹，没有药物能坚定地标注自己不会引起过敏反应，没有过敏发生只是因为没有碰到合适的人。大多数人不会有药物过敏反应，发生过敏反应要看几种情况：

服药人是否为易过敏体质，服药者当时的身体情况，是否服用了容易引起过敏的药物以及是否同时服用了一些激发过敏的药物或食物等。而疫苗注射后引起的皮肤等反应也算药疹，这种情况比较普遍，同疫苗注射引起的发热一样，医患都已经有所了解，也容易沟通。需要注意的就是，有些疫苗注射后反应特别剧烈。我见过注射卡介苗后引起注射部位大溃疡，最后留下严重瘢痕的患者；见过注射流感疫苗，结果全上臂都红肿发硬，持续了一个月才消退的患者；见过注射肺炎疫苗后全身荨麻疹持续一周以上的患者；还见过注射五联疫苗后发生类似水痘表现的药疹。

过敏的概率不同，而且一次过敏不等于患者对该药物一定是终身过敏，如青霉素皮试，此次呈阳性，不能注射，下一次可能就呈阴性了，就是因为青霉素过敏有变动特性，因此有些梅毒患者，若是治疗前青霉素皮试呈阳性，我们会建议患者最好反复进行皮试，直到某次皮试呈阴性为止，再给予苄星青霉素肌内注射治疗，以取得最佳疗效。另外，研究发现，摄取药物的机会越多，产生药物过敏反应的概率也越高。可能间歇重复应用比长期无间隙应用更敏感，但也不尽然。因此询问用药史很重要。

遗传因素在药敏发生上有一定意义。据统计，近 1/5 的药物过敏患者有家族史，意味着某些人若是二代内直系亲属有药物过敏的，自己在服用该药或类似药物的时候要警惕，出现不良反应要立即停药，或者一开始就告知医生，尽量选择其他结构的药物。

性别、年龄则一般无影响。所以不是老人就可以忽略药物过敏，女性就一定比男性更容易过敏，这都是误区。

有些药物还需要在光的作用下才产生过敏反应，如磺胺及四环素类，服用这些药物的时候，医生会强调避光，以免出现不必要的光敏。比如治疗中重度痤疮，有时候我们会开处方药多西环素或米诺环素，二者同属于四环素类，但米诺环素比多西环素发生光敏的机会要少得多，因此临床上医生更多地偏向于使用米诺环素。

临床上，药疹同结节病、梅毒、淋巴瘤和麻风四种最常见的可以模仿很多疾病的皮肤病一样，也是个"大模仿家"，因为它们的临床表现多种多样，也极容易造成误诊。患者的病史是很重要的一个判断因素，比如若是一直没有服药，就不可能发生药物过敏。当然，血液检查和皮肤病理检查也是鉴别诊断结节病、梅毒和淋巴瘤的重要项目，而诊断麻风则要复杂得多。

我对于药疹感触很深，因为真正进入临床工作以后，第一个由我单独负责管理的离世患者，离世原因就是药疹。一位78岁老人，因为便秘，服用两片果导片后引起全身的中毒性表皮坏死松解，这是最严重的药物过敏反应类型，最后继发低蛋白血症及呼吸道感染、弥漫性凝血而离世。直到现在，我还能清晰地回忆起老人渴望活下去的眼神，那种震撼一直鞭策我，让我对待患者无论病情轻重，始终尽我所能。连同事都曾经说过我："袁大夫，你对患者说那么多干什么，一天下来，气儿都累没了，他们也只能听从20%，剩下的都白说。"我就想让患者对疾病的发展和最后结果有认知，对疾病的预防有所作为，对治疗方法能有选择，在目前的科技发展情况下，治疗能够得到最佳效果。虽然因为时间关系，可能对患者不能反复强调，但是我做到我能做的，患者做他应该做的。若是我没有做到，是我的错，患者没有做到，是他的事，我无愧于心就好。

毕业后的临床工作不同于见习和实习期以及研究生期，不再有老师带领，只有病房的住院总医师和主治医生负责检查你的医嘱和病案，除了每周三次查房、一次临床学习（包括疑难病例讨论、最新进展学习汇报、病理讨论）和间断的死亡病例讨论，没有人再监督你的学习，全靠自我约束，若想进步迅速，就需要不断地阅读杂志，学习新的医学进展，学习别人发表的对疾病或治疗的总结综述，以及参加各种院内、市内、国内、国外的专业会议，汲取各种经验，同时也不能只翻看自己专业领域的知识，还要涉猎其他专业的进展，学校里学习的那些知识是不能满足临床需求的。皮肤科尤其如此。同时还要带教见习、实习和进修医生，还要帮助科里更年轻的医生尽快成长，更要抓紧时间发文章，逐渐负责科里的一部分工作，成为科室骨干。

皮肤的组织结构和细胞组成以及各种各样的功能，注定皮肤科并不是一门简单的学科，前面提到过，很多大科（内、外、妇、儿）的医生都认为皮肤科知识非常简单，这是不对的，我一直在用现实纠正他们的想法。其实优秀的皮肤科医生必须具备丰富的医学知识，除了解剖、生理、生化、病理、病生理、药理等基础知识，还要有内科、外科、妇科、儿科等基本知识。很多皮肤问题是内脏问题的反映，也有很多皮肤问题需要外科手术性质的解决方法，妇科问题和皮肤美容息息相关，内分泌疾病或障碍更是很多皮肤病的原因。罹患皮肤疾病的婴幼儿越来越多，为避免用药以后产生问题，需要对各种药物有所了解，加上心理因素在皮肤疾病中的作用，皮肤科的患者越来越多，各大医院皮肤科都是人满为患。

　　目前在北京共有约 700 名皮肤科医生，据统计，在中国，每 6 万人才有一个皮肤科医生，而适当的比例是 2000 ∶ 1，想想我们的缺口有多大。尤其是 20 余年前，县级以下的医院是不配备皮肤科的，要么外科医生看，要么五官科医生看，一个南方沿海地级市的中心医院，也就 3 名皮肤科医生，若是一个医生外出进修，剩下的 2 名医生都不敢生病，因为没有人替换。即便在今天，北京一些区级医院的皮肤科不过是 3 ~ 4 名医生。皮肤科医生培养仍旧以 10 年为一个阶段，因此其成长速度远远跟不上经济发展的速度，加上出国潮的影响。我们班算多的，出了 4 名皮肤科医生，目前 2 名在国外，2 名在国内。以前每每带教实习生时，我都会诱导一些学生对皮肤科产生兴趣，希望他们能作为皮肤科的后备力量。结果还不错，有些被我引诱进入"歧途"。当然，从收入来看，国内的皮肤科医生是不如内外妇科的，可能比儿科医生强一些，工作强度还可以，比手术科室要好很多，而在欧美地区，皮肤科医生属于热门专业，除了收入排行是在前十名，不是最累的工作也是其中一个原因，投诉纠纷也少，医生满意度高。据 2014 年美国医生调查，皮肤科医生收入进入前十名，满意度第一名。当然国内情况则远远不及，现在北京三甲医院皮肤科普通门诊医生五天工作制，但是加上夜班和加班，算来算去几乎没有正常休息日。一般每天看 80 ~ 120 个患者，收入一般每月 1 万人民币以下，投诉纠纷也不少。因为很多患者是抱着"去根"的目的来看皮肤病，甚至想一劳永逸，这都是不能正确理解皮肤病导致的。

　　我所在的和睦家医院，虽然是每 20 ~ 30 分钟预约一个患者，但是每天我早来 1 小时，晚走 1 小时，中午继续教育学习 1 小时，加上单位的其他事情，每周工作时间 60 个小时是常事。学医就是累，一直学一直累，不累就出问题了。网上流传一则笑话：选择学医，永远在熬夜；考上北医，永远是高三；考上八年制，永远在考试！用同样的钱，学最多的课、考最多的试、享受最长的学期！全英语考试、网上考试、卷子考试，多种考试形式供你被虐！周周小考、定期大考、不定期抽考，再也不为一考定音而烦恼！欢迎各位高三学子踊跃报考！我曾经因为工作在北医附属的教学医院，还要求必须参加普通话考试，否则没有教学资格，没有教学资格就影响评职称、年终评审。那些口音重的老医生结果可想而知。结果考完了，也没有拿到教师证。说是有教师证的火车票免费，公园门票免费，我是不是亏大了？又扯远了，举个例子说明一下药物过敏。

中午正是阳光明媚，正巧没有继续教育学习。考虑是不是能去医院对面的公园进行一下日光浴锻炼，不浪费大好春光，外科电话打过来了，一个青霉素过敏的患者要求会诊。我就说我不会好命到能多歇会儿。

青霉素因为使用前必须做皮试，皮试结果有一丝异常医生都不会处方用药，若是青霉素过敏则一定是罕见的，即皮试阴性却有延迟过敏反应。江湖救急，赶紧三步并作两步跑到外科，护士和医生已经在床旁。"简单汇报病情。"我对普外科医生老铁说。老铁有着 30 年的临床经验，平时慢悠悠的，但是手术台上如神魂附体，精神抖擞，一个一个钳子、刀子、镊子下去，身手敏捷。我们常在一起争论哪个应该外科做，哪个应该皮肤科做。他也常常说我们皮肤科医生手伸得太长，按照他的原话："皮外科本就应该属于外科，你们毕业后又不在外科好好培训，自己瞎琢磨，能搞个什么道道。弄个什么新术式，其实都是我们看不上眼的小手段。"经常我会转一些严重的疖肿、囊肿或脂肪瘤等需要手术或清创的患者给他，对于普外科来说，这些都是小 case。"患者面部肿胀疼痛一天，体温 39℃，白细胞接近 2 万。考虑丹毒，准备输液青霉素，皮试呈阴性，以前也没有药物过敏史，静脉点滴 400 万给到 100ml 水，预计 25 分钟输完，还没等输液完毕，患者就出现了胸闷、憋气症状，并全身皮肤发红、瘙痒，心率达到了120次/分，血压80/50mmHg，考虑青霉素引起过敏性休克前症，马上停止了输液，给予地塞米松10mg小壶，苯海拉明注射液肌内注射，吸氧，口服了一片氯雷他定，目前胸闷、憋气情况缓解，血压也恢复到了100/70mmHg。全身皮肤发红情况没有改善，来帮着看看吧。""这不是处理得很好吗，叫我干什么。你是老手了，处理这种事情还不是小菜一碟。让我来也就是帮你再次确认是否青霉素引起的药疹而已，还有收个尾巴，后续治疗给我是吧？"我翻着白眼看老铁。

这种过敏性休克情况在医院输液观察期间处理起来轻而易举。"呵呵，你知道的，药疹是你们的范围，怎么也得让你们来看一眼，后面复诊当然得你们接着。"不需要手术的患者，普外科医生不太愿意接手，尤其是丹毒这样的患者，一般情况下两个科室都能看。我看向患者，一个50多岁的男性，右侧面部红肿明显，但还没有血疱或化脓，全身皮肤充血，手指压上去就发白了，而且也有红色的抓痕，很痒。看样子，原来的丹毒应该是鼻部或口腔问题引起的面部丹毒，丹毒的治疗以青霉素、头孢菌素等为主，青霉素输液或口服阿莫西林类药物属于第一选择，国内愿意静脉点滴青霉素，国外多选择口服抗生素，两者倒是没有什么差别，各国治疗指南也各有千秋。但若是青霉素过敏，就只能选择其他药物。当然梅毒患者除外，因为用青霉素治疗梅毒效果到目前为止还是最好的。若是选择其他药物，血清学固定的机会更多一些，所以有时我们会反复做皮试，每天一次，直到皮试结果呈阴性，能给予青霉素注射为止。当然有些患者因为各种原因等不得，需要我们解释清楚后按标准选择其他抗生素治疗。

看了一下皮试部位，已经有些风团、这是罕见的延迟反应。不过好在延迟的时间不长，若是青霉素输液后超过 24 小时才发生过敏反应，并且离开医院，那么情况会更危险。因为处理及时，再给些抗过敏药就可以了。

🔍 小贴士

青霉素皮试是最常见的药物皮内试验。皮试选择在前臂内侧，一般取 0.1ml 专用青霉素皮试液，皮下注射一个 0.5cm 左右的风团，标记好风团大小，20 分钟后双人观察，若是发红，风团比注射的范围增大，则属于皮试阳性，认为该药物可引起过敏，不建议临床使用。也有一些头孢菌素用原液皮试的。我曾经有一个患者考虑对地塞米松本身过敏，最后也是通过皮内试验检测确诊。但是能通过皮试确诊的药物不多，这也是用药的风险之一，不能提前检测是否会引起过敏等反应，而且用皮内试验也有造成休克的风险，需要准备好抢救设备才可以进行。

检测和判断药物的过敏在临床上并不容易，一般通过服药史、药物的结构、药物皮内试验，甚至有危险的激发试验（常规是不建议做的）来确定。其他可以做皮内试验确诊是否过敏的药物则很少，因为皮内试验多是检测速发型的过敏，而多数药物是迟发型，意味着第一次服药后一周左右才会出现过敏现象，第二次会很迅速，可能几分钟，也可能几小时内发生和前次过敏相似的症状。因此根据用药史、药物过敏概率的大小，一般会有所倾向性地判断哪种药物过敏。原则上若有其他选择，被怀疑的药物以及结构类似的药物都不会作为第一用药选择。但是治疗丹毒，因为青霉素是第一位的有效药物，临床上还是建议做皮试，然后对阴性结果的患者给予静脉给药治疗。

临床上也曾经有患者不理解，皮试需要耽搁 20 分钟，青霉素还是那么老的药，那么便宜，那么容易出现过敏，为什么还在临床应用，还能治好患者的病吗？其实用药不在于新，不在于贵，而在于精准。因为青霉素的不可替代性，而且除了过敏的不良反应，青霉素对其他器官的伤害小。其他抗生素我们需要考虑肝、肾、耳、牙、血等各种给人体造成的不良反应的可能。

对于目前的诊断和治疗，医患都容易走入一个误区，认为越新的药技术越好，越新的药越好。因此一个普通体检就能做个全身的 PET（电子发射断层显像），银屑病的患者孜孜以求新药，癌症患者期盼在有生之年有个新药根治他的癌症，并且一针见效，哪怕药再贵也想试试。这都是对药物和疾病的理解不到位。药物的作用是针对疾病的病理和病生理情况进行矫正或纠偏，因此只要有效，就是好药。如同人类几千年来吃的谷物、青菜、肉类，基本满足了人体生长发育的需要，我们可以进行各种改良，随着人类进步，也有其他美食，但是食物的基础还是谷物、青菜和肉类。药物也一样，有些药物因为不良反应大，被新药替代，如一些抗生素，有些药物却在临床应用中偏离了原来研发的目的，老药新用于其他疾病，如控制怀孕妇女呕吐导致海豹儿的沙利度胺（反应停）目前用于一些肿瘤和免疫性疾病的治疗等，取得了很可喜的效果，使得快退市的药重新被认知，也算热门。青霉素因为它的有效性和较少的不良反应，还在临床一线被广泛应用着。丹毒使用青霉素治疗就是经典治疗方案。前面也提到过针对梅毒使用苄星青霉素肌内注射更是最有效的治疗方案。

青霉素过敏，发现及时一般都容易控制。看着患者过敏状态已经基本恢复了，随后还是开了口服的抗过敏药物，同时要治疗丹毒。我对老铁说："丹毒的治疗可以换其他种类的抗生素，最好做个培养加药敏试验，虽然常见的是溶血性链球菌，经验用药足够，但是现在抗生素滥用导致的菌种耐药那么多，做个药敏试验比较好。""成嘞，你放心，随诊你来。""好，我跟踪。"

和患者交代了病情以及后续的复诊方案，我离开了外科门诊。不仅中午的锻炼愿望泡汤了，还没有吃中午饭，看看时间，基本上没有吃饭的机会了，回去就得接着看病，不过作为医生，存粮备战、备荒的意识一直存在，有巧克力和苹果可以顶一下午。

其实药物过敏情况有很多。青霉素是大家耳熟能详的过敏药物，也知道要做皮试。但是其他的药物并不是能很快引起过敏反应，等意识到过敏了，可能已经过去了一周甚至一个月了。那么医生是如何来判断一个患者的过敏反应可能是药物引起的呢？

首先，要有服药史。没有用药而发生过敏的例子太少见。我的导师曾经遇到了一个极个别的例子，一个男性龟头部黏膜反复发生瘙痒、水肿性褐色斑片，经反复几次的临床和病理诊断，高度怀疑为固定药疹，因为他曾经有过磺胺药引起的该部位的固定药疹反应，但是已经很明确地不再服用磺胺或结构类似的药物，因此大家都很奇怪，哪里来的药疹致敏原？后来在寻找一切可能接触到的磺胺药或结构类似的药物的过程中发现了一个很有趣的现象，只要他吃某些鱼或鸡，就会引起药疹，继续调查该鱼和鸡，发现喂养鱼和鸡的饲养场用磺胺药来防瘟，残存的磺胺药引起该极度敏感的患者发生了反应。这是一个特例，绝大多数患者都会有明确的服药史，区别在于服药时间长短而已。

其次，要有潜伏期。药物过敏需要有一个预致敏期，时间不等，一般在一周左右，个别可以到一个月，因此需要询问一个月以内的用药情况，尤其是新服用的药物。若是服用的药种类太多，需要列时间表，尽量明确药物，以期准确判断，给以后用药以参考。

第三，停药后症状多数会明显缓解。如发热，停药一天体温可能就会降至正常，皮疹多在一周内缓解，而肝功能指标升高也多在 1 ~ 2 周恢复。但是少数重症会持续恶化，进而危及生命。这是由药疹引发的一系列高危的超敏反应，以及合并了其他并发症，我们称之为超敏反应综合征，需要高度重视。

第四，若是两次以上重复接触致敏的药物，则不用致敏期，一般在 4 小时到一天内出现同上一次过敏相同的反应。服用次数越多，反应时间越短。此时若是两次病史患者记得很清楚，则很容易帮助医生判断原因。一般医生帮助患者判断药物过敏以后，都会千叮咛万嘱咐，若是明确则终身不可再用此药，包括结构类似的药物。但是有时候要么是患者没有记清楚，要么是医生不清楚药物结构的类似性，导致重复服用过敏药或结构类似的药物，引起相同的过敏反应复发。主动或被动激发试验是帮助确诊致敏药物的好办法，但是却是很危险的方法，因此临床上是不建议的。一旦多次发生过敏，症状会更重，危险会更大。我前面提到的第一个单独负责管理的离世老人，就是因为前面服用了两次共 4 片果导片，才会导致第三次服用 2 片后发生了致命的过敏。

服药后出现的各种反应，尤其是皮肤反应，都要和医生咨询是否药物过敏。一旦确认药物过敏，明确了致敏的药物，要像记得自己名字那样记得此药物，最好商品名和化学名都记得，每次看病，都要和医生强调一遍，以防出现过敏，危及生命。我在临床上经常遇到患者说到他们的过敏药物情况。

"哎呀，不清楚，药物名称那么难记，我怎么记得住，反正有个药物我不能用，什么种类？不知道。消炎药？不知道。降压药？可能吧。"弄得我开个药战战兢兢，就怕开出的药物就是曾经引起过敏的药物，或者和他不知名的过敏药物结构同类，于是立刻化身祥林嫂，反复嘱咐，若是有反应，一定复诊。

还有些药物明知道过敏可能性大，但是临床上却是治疗某些疾病的很好的药物，这就需要医患双方密切观察，一旦过敏，立即停药，及时处理。比如治疗痛风的别嘌呤醇，可以引起几种重症药疹，死亡率接近 50%，根据过敏程度不同，叫作大疱性多形红斑或中毒性表皮坏死松解症。70% 的中毒性表皮坏死松解症型药疹由别嘌呤醇引起，但是因为它治疗痛风效果很好，而且引起药疹反应的毕竟是少数，因此临床上仍旧以其作为痛风治疗的首选药物，但是一旦出现此药物过敏反应，多属于重症，需要立即停药，积极治疗。当然也有其他药物可以引起危及生命的药敏情况。

有一次，一个同事拿着手机照片来问我，他的远房表弟发生了皮疹以及其他情况，当地医生都不知道是什么病。但是因为涉及皮肤问题，所以想问问皮肤科医生是否能给出诊疗意见。我一看照片，是重症多形红斑，也叫 Stevens-Johnson 综合征，问及原因，因为癫痫，服用了苯妥英钠，一周后出现口腔溃疡症状，但是一是因为癫痫控制不良，不能停药，二是没有及时和医生反馈口腔溃疡情况，以为就是上火，因此继续服用药物。结果 10 天后所有皮肤发红，一碰就破，并有眼、口融合性溃疡。当地医生都没有见过，不知道是什么病，当然也不知道怎么治疗，按照感染、败血症等治疗都无效。问到我的时候，已经是出皮疹第 21 天了，还没有停用抗癫痫药。虽然皮疹很典型，一眼就能看出来，但是总归是回天乏术，出皮疹第 25 天的时候人就没有了。这种疾病，见过就认识，没见过就容易误诊。当最后才想起让皮肤科医生会诊的时候，常常错过了最佳治疗期，当然，有些皮肤科医生也没有见过，仍容易误诊。因此也不能说所有的皮肤科医生都对其有准确的诊断，见过就是见过，没见过就是没见过，经验非常重要，当然，看书积累，纸上谈兵也同样重要。我曾经和急诊以及风湿免疫病科的医生聊过天，也和来进修的医生探讨过，有些医生对于重症药疹的认识要么没有，要么停留在书本上，因为临床上还是少见的，我想如果我不是在三甲医院见习、实习并工作多年，也可能不认识此病。

药物过敏的治疗要掌握几个原则：停一切可疑药物，对症处理，处理并发症，必要时血浆置换。轻者停药，止痒即可，重者一定要住院处理，因为重症药疹的死亡率不低。

药物过敏的预防也要掌握一个原则：避免再次接触。再次强调，对于自己已知的过敏药物，要像记忆自己名字那样，记住它，并且在看病的时候一定对医生提及，万不可一问三不知，否则可能害了自己，再回头追责说医生没有问也无济于事了。若是实在记不住，可以用手机备忘录功能，好记性不如烂笔头。只有对自己负责，才是真正地对自己好，若是一切都依靠医生，那么你的健康就丢了一半。

药膏也是药，
过敏概率高

　　另外一种常见的药物引起的皮肤过敏是外用药物导致的皮肤敏感。除了皮肤科药物，还可见于其他科药物，如滴眼剂、滴耳剂、痔疮栓和止痛药膏等。当然皮肤科是外用药的大户，若是一个皮肤科医生连外用药的使用规范都不清楚，这个皮肤科医生基本上就不合格。本科生出科考试、医师的初级职称考试、硕士入学考试、三基三严考试等，都容易出如何选择外用药这道大题，显然这个原则是非常重要的。

　　因为皮肤科的外用药多，甚至占到用药半数比例，因此外用药物的过敏也常常出现在皮肤科。

　　外用药物的过敏和刺激不同，刺激是很多外用药物使用后可能出现的皮肤反应，可以是药物本身引起，也可以是药物基质辅料引起。药物本身，如治疗痤疮的维 A 酸类药膏（阿达帕林、维 A 酸、他扎罗汀等），治疗过敏的钙调磷酸酶抑制剂（他克莫司、吡美莫司等），抗感染类药膏（夫西地酸等），治疗银屑病等的维生素 D_3 衍生物（卡泊三醇等），药物基质，如二甲基亚砜和酒精（乙醇），都可能引起刺激。表现在药物应用皮肤后，皮肤产生红、刺痛、干燥、脱皮等，一般外涂后很快发生过敏反应，多持续 3 ~ 5 小时，严重的也可能产生明显肿胀和水疱大疱，甚至糜烂，尤其是外涂一些新鲜中药，如治疗关节痛的龙舌兰鲜汁等。停用后很快恢复是其特点，再次使用后仍旧很快出现症状。但是多数反复间断应用，皮肤就可以耐受，尤其是他克莫司和吡美莫司软膏，连续使用一周，多不再发生刺激症状，以后就可以连续使用了。但是也有例外，如水杨酸软膏，若是刺激以后连续使用，会导致症状加重，酒精也是如此。

而过敏则是通过皮肤中的一些细胞因子产生的过敏反应，同内服药一样，也有一个致敏期，致敏期一般为 7 天，等皮肤产生抗体以后，若是再次使用抗原性的药物，就可以产生过敏。因此会出现对结构类似的药物的交叉过敏的现象。一旦对药物过敏，需要提醒医生高度注意药物结构相似性，避免引起交叉过敏，而患者本身对药物的了解不会很多，因此在使用新药前必须咨询相关医生。

刺激有时和过敏不容易区别，尤其是慢性刺激，但是刺激的感觉多是刺痛，如同涂了辣椒的感觉，而过敏的感觉多是瘙痒，因此需要仔细区分。提供详细的病史很重要，再次应用之后的反应也很重要，也可做斑贴试验检测。尤其是一些脚气和会阴部皮损患者，外用药膏治疗疾病时非常容易出现药物的刺激症状：红肿、刺痛，甚至渗出流水，继发感染，本来是治病的，结果适得其反。因此，用药之后需要注意体会，若是出现发红、蛰疼感，需要及时停药，并清洗，观察是否能自行恢复，若是恢复后再次用药，仍旧出现相同的红肿和蛰疼，仍旧再次停药、清洗，可以试用 3 ~ 5 次，若是依旧有同等强度的红肿和蛰疼的不适感，需找医生复诊，让医生来帮助判断是刺激还是过敏。而有些刺激需要累积，比如使用维 A 酸药膏，使用后皮肤发红和干燥症状在早期会一天天加重，若是不能忍受，需要停药等待恢复，然后再试用，直到皮肤能接受药物的连续外用。还有些患者对药物反应特别迅速和强烈，涂抹以后，3 ~ 5 小时就产生了红肿、刺痛等，甚至渗出流水，必须马上停药，洗掉，然后冷敷，及时请医生处理以及更换治疗药物。强烈刺激是用药不允许的反应。在临床上经常遇到一些肛周湿疹的患者，外用他克莫司软膏以后出现刺激，如同抹辣椒似的感觉，但是不会持续超过 5 小时，也不渗出流水。患者反馈给我说："太给力了，非常痛快，比痒舒服多了，一次用药，可以一周不痒。"看来痒确实是让人感觉比痛还难受，而有些药膏的刺激也是它们发挥作用的体现。

临床上会有一些药物，若是涂抹之后的刺激反应小，则作用小，治疗效果差。如常用于治疗尖锐湿疣、皮肤癌和癌前病变等皮肤疾病的咪喹莫特乳膏，以及治疗痤疮、感染、尖锐湿疣，甚至美容的光动力疗法，若是产生的刺激小，皮肤不红、不肿、不刺痛，或者原有皮损不加重（当然这不提倡，需要治疗后及时处理以预防），则疗效要相对于反应重的差，因此在临床上使用该药或该疗法时，我们都要反复和患者提前说明，类似不破不立（英文的 No pain no gain）的原理，让他们充分了解这个刺激性质和全部治疗过程，配合医生可能会在痛苦中完成疗程，达到最大疗效。虽然我们已经尽力采用手段帮助患者减轻痛苦，但是不等于能全部避免。因此皮肤科的治疗有时候不一定很轻松，类似外科手术后的疼痛影响生活等情况，在皮肤科也可能会经历，而且有些还涉及面子问题。我们甚至在临床上遇到患者发生刺激以后难以忍受，结果每天上下午各来医院一趟，就是为了让医生帮助他确认是正常反应，而不是毁容了。

外用药引起的过敏可以表现为慢性过敏、光过敏、快速过敏（荨麻疹或过敏性休克），以及全身性过敏反应。慢性过敏是最常见的过敏反应。所有的外用药物均可能诱发过敏，只是程度和概率不同而已，因为过敏和药物本身的致敏能力、使用药物的频率、患者本身的情况有关。外用药物引起的过敏中，以抗生素类最常见，如新霉素、唑类抗真菌药，其次是激素类，听说协和医院变态反应科可以做激素类的外用药过敏检测，但是我没有确认过。还有治疗关节痛的非甾体消炎药。中药中以正红花油、麝香虎骨膏为常见致敏原，芳香类中药也是致敏原，因此容易交叉过敏。不要相信那些号称绝对安全的药物，对所有新使用的药物都需要有过敏或其他不良反应的思想准备，对于以前使用过安全，但很久不用的药物也要注意，因为身体情况不同也可能导致过敏。也不是说中药一定比西药安全，维生素一定没有不良反应，正确认识、及时处理、合理使用，才是安全用药的准则。

为什么感觉没有一个药物是安全的？是的，但应该这么说，没有一个药物是绝对安全的。是药三分毒，用药达到治疗目的的同时，不要光想着治病效果好不好，还要想到其他如影随形的不良反应。传说华佗某次行医，救人一命，但是告知患者 18 年后，可能因为此次用药的后遗毒性而亡，后果真如此。我们目前观察到长久的不良反应的例子之一是临床上用砒霜治疗银屑病，二三十年后发生皮肤鳞癌。治病不可以治一经损一经。

外用药物过敏的检测手段仍然是包括了解病史、临床检查和斑贴试验三大块。一般先进行原药斑贴试验，如果呈阳性，再根据成分注意测试每一组分。但是因为目前许多药品尚未标注所有成分，医院中也没有分离很好的单一组分给予试验使用，因此不是所有的外用药物都能做斑贴试验以确定其组分过敏，这给临床工作造成很大困难，所以病史采集非常重要。当然，以后的激发试验也是一种检测手段，但是因为激发试验有一定的危险性，所以一定要在医生指导下进行。

我在临床上曾遇到一个患者，40 多岁，带着助理，看起来相当强势，来时皱个眉头，不直视人，眼尾扫着看。一看就是很不好沟通的主儿，因为是加号，护士一看这架势，情况不妙，赶紧和我说："小心点儿，这主儿气不顺。"我也心里有数，对于这种人，我也得强势起来，说一不二、一定要把疾病按照我的临床思路讲清楚，若是按照患者思路，不仅仅容易歪曲意思，也会导致患者不信任。医患关系有很多种，朋友关系、"父子关系""亲属关系"等，要随时变换，根据不同疾病、患者不同性格、患者所掌握的相关知识进行调整。最好的关系是朋友关系，但是很多患者医疗知识太空白，只能是"父子关系"，就是医生说，患者做，等患者久病成医，掌握了一定的知识以后，才逐渐成为朋友关系，对治疗商量着来。对于一些疾病晚期患者，要变换成"亲属关系"，医生代入感要略强一些，给予更多的安慰和关怀。

患者是以膝关节皮疹来就诊的，发病两天，症状是痒，红斑上密集小水疱，未破，无流水，形状大小和风湿止痛膏相差无几，但是因为抓痒，面积已经有所扩大。他是因为打球扭伤膝关节后，外贴了伤湿止痛膏，连着贴了两天，感觉痒，把止痛膏撕下来后出现了皮疹，忍了一天才来就诊。

"以前用过伤湿止痛膏吗？""用过，没有出现这种情况。""以前有过什么药物过敏或者其他过敏情况吗？""医生你别废话，我就想知道这是啥问题，怎么办？"确实是个气不顺的主儿。我压下心里的不快，决定速战速决，但是也不能任其任性。"先生，我每一句话都不是废话。你的问题考虑是伤湿止痛膏外贴过敏造成的接触性皮炎，诊断和治疗都不是很难，但是我考虑的不是这一次皮肤病，而是以后不让你再发生同样的问题。围绕接触过敏，我们需要排除其他可能，有些类似物可以导致相同问题在以后漫长的生命岁月中反复发生。我们需要了解并尽量预防其发生，所以请你配合。"

"啊，我就想拿些药物治疗就可以了。""那直接去药房就可以，有些药房配有药师，你还真没有必要来见医生。目前药房中的大部分外用药都不需要医生开处方。"我略有讽刺。由于目前的就医难问题，很多人得感冒或者皮肤病以后，会直接去药房，和药师简单咨询后先用些药物，若是不好，才会去医院诊治，也有些患者会去社区卫生站就诊。

北京高校多，每个高校还有校医院，也能解决十万余人的就医问题，但多数也是简单诊治，拿药了事，没有后续的服务。而看医生给予治疗的目的应该基本有三，一是明确病因，二是控制各种症状，三是预防，重在预防。三条都做到，才是真正对一个病症的基本诊治，当然还要考虑并发症和药物不良反应等其他情况。若仅仅就是治疗控制症状，有时也太简单了。经常有患者认为不拿药就不是看病，因此门诊总会有患者来退号，让医生哭笑不得。但是药物治疗不是医疗服务的全部，我们要尽可能地通过预防手段让患者恢复并维持健康。

"啊，医生，我还会再犯啊。"

"当然，一旦过敏，以后再有类似情况，还会再发生过敏。"

"不能去根吗？"

我一听去根就头疼。也不知道是哪个老祖宗发明的这个说法。什么叫去根？就是再也不会发生。但是一个疾病，有原因，有受体，就会有结果。比如阑尾炎，切除阑尾以后，没有阑尾了，不会再有第二条阑尾发炎，这叫去根，因此去根是外科概念，切了以后不会有器官再发生病变了。但是其他情况不可能去根。感冒能吗？高血压、糖尿病能吗？皮肤能全部去除吗？因为我们去除不了肉体，能做到的就是控制源头和过程，不再接触原因，接触后不发生反应。过敏就是这样，不再接触致敏原，接触后身体不产生反应，就很难发生过敏。但是因为致敏原的复杂性、未知性、交叉性，容易在明确致敏原的基础上反复发生交叉致敏原导致的问题。而身体处在高反应状态时也容易在同等致敏原刺激的条件下发生过敏。我在微博上也反复对询问的网友告知，但是仍旧不断有人询问所患皮肤疾病去根的事情。有皮肤，就有可能过敏，除非一点儿皮肤都没有。有心脏就有患心脏病的可能，有胃就有可能患胃部疾病，有什么器官就可能患这个器官的疾病。没有这个器官，就没有这个器官相关的疾病，但是除了阑尾和扁桃体，哪个器官是可以轻易就不要的？原来就说扁桃体是第一门户，不能轻易摘掉，现在又说阑尾不要轻易摘除，也有作用，且免疫作用很大。看来身体哪一处都宝贝得很。

和患者又解释了一番去根的问题，接着聊过敏这个事儿。

"你以前有过过敏吗？""没有，这是第一次。""以前贴过伤湿止痛膏，也没有过敏吗？""没有。""这次是贴两天，以前一般贴多久？""一般晚上贴，白天就揭下来了。"看来是贴敷时间过长，不透气造成的胶布过敏。这就是前面说的，遇到合适的情况才产生的过敏。贴的时间短不会过敏，时间一长就可能引起过敏。但若是怀疑药物本身导致的过敏，则一定会有过敏史，因为时间短，不够诱导期。而胶布过敏一般是因为松香，现代的脱敏胶布不再使用松香，因此过敏的偏少，但是黏附性也差了。我曾经多次遇到使用创可贴造成红疹，甚至是水疱的患者，也是贴的时间过长。还有妇科或外科手术后贴膜造成的过敏，都是需要注意的情况。一旦过敏，只能用纱布条裹敷，使用起来比较麻烦。现代社会很多发明创造便利了人们，也带来了很多新问题，比如漫天飞舞的不能短时间降解的塑料袋，依旧在大风天气中告诫着我们。

"你的问题主要考虑是贴的时间太长造成的，但是一旦过敏，以后还会过敏，而且可能不会连续贴两天才过敏，可能贴一天就会发生，发作次数越多，贴敷时间就会越短，因此所有的胶布类都要注意，每次连续贴敷不要超过 8 小时，或者贴到不发生红肿痒的症状为止。若是连续贴敷 2 小时以上就开始出现瘙痒，则该胶布类药物或创可贴类以后都不建议使用。目前膝盖疼痛问题可以等皮疹好转以后使用扶他林软膏，最好看看运动医学科或者骨科，是否能做其他治疗，减轻疼痛。过敏的处理我会给你开硼酸凉一些湿敷，再加一些激素软膏外用，5 天内就会好转，但是皮肤颜色改变会持续一个月左右。若是药物出现刺激，要及时停药，再来就诊。"我出门告诉护士给患者拿用于湿敷的纱布，也结束了本次诊治。临出门，患者对我伸出了手："谢谢你，医生。我态度不太好，别介意哈。"还不错，终于不那么拽了。

我在临床工作 20 余年，即便患者再奇葩，我心里再不舒服，对于患者都能做到态度很好。同事曾经说："你给他们说那么多干什么，他们懂什么？"护士也说："袁大夫，你态度太好了，有的患者我都想骂人。"有的奇葩患者我也想给他两拳，曾经有个患者来医院路上车辆发生剐蹭，估计是没讨到什么便宜，结果骂骂咧咧地针对医护人员，还把车横在大门处，使别的车无法进出，当天从保安到医生都很郁闷。我从来不觉得应该区分什么弱势群体或强势群体，法律面前人人平等，也不要上来就给个缺医德的评价，该是什么就是什么。你觉得孩子弱，新闻也见到十一二岁杀人的案例；你觉得女人弱，把丈夫打成骨折的也早就有旧例。我觉得人都是善良的，患者着急，情有可原，我多说一句话，患者就会多了解一些，我们的目的是一致的，都是要战胜疾病，恢复健康。可能我的诊治有误区，但是我尽我所能给予我能给的最好的服务，这是我从医的一贯作风，也是我选择当医生的基本原则。孙思邈的《大医精诚》说："凡大医治病，必当安神定志，无欲无求，先发大慈恻隐之心，誓愿普救含灵之苦。若有疾厄来求救者，不得问其贵贱贫富，长幼妍媸，怨亲善友，华夷愚智，普同一等，皆如至亲之想。亦不得瞻前顾后，自虑吉凶，护惜身命，见彼苦恼，若己有之，深心凄怆，勿避险巇，昼夜寒暑，饥渴疲劳，一心赴救，无作功夫行迹之心，如此可做苍生大医，反此则是含灵巨贼。自古明贤治病，多用生命以济危急，虽曰贱畜贵人，至于爱命，人畜一也。损彼益己，物情同患，况于人乎？"当然对于新闻中那些"恩将仇报"的患者，我还是很幸运地没有遇到过，也希望今生不会遇到。

想美容吗？
先过麻药过敏这一关

临床上，各种皮肤治疗以及目前微美容手段，都需要通过麻醉减少疼痛，局部涂抹麻药是首选方法，也因此发生了很多麻药过敏的情况。

周六天气好，雾霾也不重，春天的花开得正艳，我开车带父母去郊区赏花。一路上随着车流慢慢行驶，听着车载广播，说北京郊区的各条道路全部拥堵，成了晒车场，唉，"长安居，大不易"，趁着天好花开，都出来赏春踏青来了，也不急，慢慢开吧。

和父母聊着北京和老家菜价、肉价的差别，陪老人聊天，也就是家长里短，每次父母就和市场价格监督员一样，报一遍北京和打听来的老家的各种粮油副食品价格，并进行评说，我就有一搭没一搭地应着。电话响了，我一看，是单位的电话，必须接，又没带蓝牙，用扬声器吧，示意妈妈帮我按键。"袁大夫，周四你做治疗的一个汗管瘤的患者××来电话，说做完以后眼皮都红肿和化脓了，还有渗出液，患者说是感染了，人现在已经在医院了，我发了照片给你，你看看，我也和王大夫说了，一会儿王大夫抽空给她看看。""好的，昨天我电话回访，她还说只是有些红肿，我在开车，马上停车，一会儿看完照片给你回电话。"看来只能慢慢靠边，停在紧急停车带内赶紧处理了。休息日，即便不值班，也很难完全放松，尤其是诊疗有些情况特殊的患者。医生工作做久了都会有直觉，对于一些患者的情况，因为会担心达不到治疗的预期效果或其他后果，我会进行回访，不然一般情况都是诊治当时就会交代清楚各种情况的处理方法，强调可能出现的问题以及反复和患者确认是否能充分理解对疾病的诊治。我对该患者从疾病咨询开始，冥冥之中就有预感，会有小波折，因此治疗前反复交代可能出现的问题，治疗后又反复叮嘱注意事项，总觉得正等着第二只靴子放下，这么一看还真是不出所料。

患者是个汗管瘤患者。汗管瘤是一种常见的多发生在眼皮上的肤色小丘疹，病因不清，是排汗的管道细胞增生引起的良性皮肤小肿瘤，容易和粟丘疹混淆。粟丘疹是皮脂腺开口阻塞，就是我们常说的毛孔阻塞引起的皮脂堆积，白色的，可以用针挑开，挤出皮脂即可，面部各处均可发生。而汗管瘤是个小肿瘤，颜色比肤色略深一些，多发生在下眼睑，少见于额头、中下面部和颈部。一般从隐蔽的单个开始，可快速也可缓慢生长，数量逐渐增加后才会明显起来，单个汗管瘤直径一般在 1 毫米左右，可以簇集成堆生长，但不融合成块，细看还是一个一个的 1 毫米左右的肤色小疙瘩。汗管瘤虽然是良性病，对生命无碍，但是会影响形象，尤其是密集以后，看起来眼睛周围很不干净，因此很多患者都积极要求治疗。而治疗手段不能用挑破的方法，目前理想的治疗方法是通过激光、电灼、微波、冷冻等进行物理治疗，偶有建议外涂维 A 酸软膏，但是外涂药物多数不能取得理想的效果。我一般建议用激光或电灼，在局部麻醉的基础上去除。麻醉方法可以选择注射，也可以选择局部涂麻药。治疗后第二天伤口结痂，7 ~ 10 天结痂脱落，注意防晒即可。

这位患者伤口愈合能力差，平时破一个小口子，都需要半个月以上的时间才能基本愈合，然后留下的痕迹会超过 3 个月才消失。所以在本次治疗前，我们取了三个孤立的汗管瘤做了治疗试验，涂麻药 2 小时后做电灼，因为过程顺利，恢复以后效果还不错，患者很满意，才决定把剩下的 20 多个都做了。在和她聊天过程中，我就反复询问了关于伤口恢复、好发感染情况、对美容的预期等，还和她的先生沟通了治疗方案，虽然直觉上觉得可能会有些不顺，但是因为患者本身想积极治疗，还是决定给她做全部的汗管瘤去除。原本我计划局部注射麻药，但是患者担心注射后出现局部青紫瘀血，要求局部涂抹麻药，作用 2 小时后再电灼。因为之前的小试验就是涂抹麻药后做的，麻醉效果不错，也无其他不适，我也就同意涂抹麻药后再电灼了。当天治疗完，一切顺利，再次反复叮嘱治疗后的护理，患者和先生也满意离去。我当时还想着自己之前是不是担心过度呢，结果还是直觉正确。

护士打完电话，我边拿电话调照片，边迅速思考。患者自己说是感染，基本上不大可能，因为我们操作严格遵循无菌准则，治疗后想感染也不那么容易，除非她回家以后不顾医嘱沾水，或者接触其他一些脏东西，但是患者那么爱美，我治疗以后又反复强调保持干爽的重要性，同时还给予碘附溶液和红霉素软膏，嘱其外涂两天预防感染，感染机会太小。第二个可能就是发生了单纯疱疹，任何治疗都可能诱发单纯疱疹，比如文眉、文眼线、果酸剥脱、光子嫩肤等，因为多数人都会感染单纯疱疹病毒，感染后病毒终身存在于体内，一旦有皮肤免疫功能和屏障功能下降，可能就会发作，因此，任何皮肤有创治疗都可能诱发单纯疱疹病毒的发作。可是这个患者也不大可能发生，因为单纯疱疹病毒多在一处发生，很少对称两侧同时出现，并且以密集水疱为主，两天就化脓也太快了。第三个可能就是过敏了，虽然麻药过敏少见，但是不罕见，尤其是涂抹麻药以后，可能对麻药本身过敏，还可能对麻药基质过敏。在询问患者过敏史时，她否认了对麻药的过敏，并且患者曾经做过手术，也没有过敏，而且之前的预试验涂抹麻药也没有不良反应，虽然可能过敏，但是概率较小。

除了这三种可能，我也想不出第四种了，先看照片再说吧。调出照片一看，护士拍了好几张，有全面部的，也有对化脓处特写的。患者双眼睑一片红肿，做过电灼的部位更是明显肿胀，尤其是左下眼睑汗管瘤特别密集的那一处，已经出现黄色脓样分泌物，其他伤口也有黄色晶体样分泌物，但还没有明显渗出。治疗已经两天了，黑痂尚没有形成。看照片情况，应该考虑是局部麻药过敏的可能大，而非继发细菌感染或疱疹病毒发作。我立即放下心来，回拨了电话。

电话那头立即接起："是袁大夫吗？我不会毁容了吧。"患者的心情我能理解，年轻女性，治疗目的本身是为了美容，发生红肿化脓情况，又是在面部，肯定首先想的是会不会毁容。"你好，我是袁大夫，通过你的照片看，判断你的情况属于少见的局部涂抹麻药过敏的情况，症状表现并不是很严重，这种情况及时处理，不会遗留任何问题。"我赶紧安抚患者焦虑的情绪，给她吃个定心丸。"现在我不能去医院，我会通知我的护士，让当班医生帮助你，这种过敏两天左右能缓解大部分，不会过多影响伤口愈合。其他的注意事项还是按照我们治疗当天谈的进行。""哦，那就好，我能恢复就不担心了，看着吓死人了。那我下周一能不能找你再复诊看看？""可以，我早八点半前会到，我们9点上班，我有半个小时的时间给你。"其实患者处理好就不用复诊了，但是为了安心，我们还会尽量满足复诊患者的要求，预约满的时候，为了不影响已经正常预约的患者，只能把复诊患者时间提早或拖晚。"那周一八点半见了，给你添麻烦了，周六还麻烦你。""没事，没事。把电话交给我的护士吧。"我又交代护士一通，麻烦王大夫帮忙处理一下。这种情况的过敏处理起来很简单，氯己定溶液冷湿敷、抗炎、抗感染收敛即可。继续开车奔郊区去。一只半靴子放下了，还有半只在周一看。

周一早上，患者如约而至，所有红肿都消失得无影无踪，只剩下创面的黑色痂皮，等待其脱落即可。和患者说了一下判断麻药过敏的情况，嘱咐其寻个时间做个斑贴试验和激发试验，确定是基质过敏还是麻药本身过敏，尽量明确致敏原。后来患者做了麻药注射前臂的试验，类似青霉素皮试的那种，结果呈阴性，证明其对麻药本身不过敏，而斑贴试验呈阳性，确定了是对涂抹的麻药基质过敏。嘱咐其以后做皮肤小治疗，还是以注射麻醉为好，而基质过敏因为会有相似性，对于任何外涂的药膏和护肤品都要注意选择和观察，一旦过敏，弃之不用。而该患者的汗管瘤治疗效果也不错，虽然可能数年后还有复发机会，但是在一定时间内美容效果还是不错的。最后半只靴子终于放下，我不用再担心了。患者也心有余悸地说，再也不治疗了。我劝她，该治疗还是要治疗，不能一朝被蛇咬，十年怕井绳，但是尽量选择其他麻醉方法。

🔍 小贴士

要注意的是，目前的外涂麻药虽然是皮肤科非常好的一个麻醉方法，可以减轻治疗疼痛，也可以用于缓解一些表面疼痛疾病的症状，但是因为药物本身的刺激性和过敏性，以及根据年龄不同有相应的最大使用量的限制，因此一定要在医生指导下使用，而不是随心所欲地当润肤霜外涂，想涂几支就几支，想涂多久就多久。若是必须治疗大面积的皮损，建议分批、分次进行，和患者解释好，因为没人想一次一次地来医院，每次治疗也是有停工期的。

我也见过一些医院的医生，为了减轻美容微创治疗的疼痛，给患者全脸涂抹厚厚一层麻药。还有银屑病外用药卡泊三醇软膏，医生没有给患者讲清楚，患者也没有仔细阅读说明书，结果患者一周用了10管，共计150g（每周不可以超过100g），全身用药，这都是不符合用药规范的。因此医生需要不断加强学习，需要了解不断更新的各种操作和用药规范，这样才能有的放矢。还要给患者强调容易发生的误区，而不是把十年二十年前的知识还当作金科玉律讲给患者或用于患者，更不能想当然地为所欲为。医生除了治病，还需要把当前正确的知识传播给患者，比如性病的预防、美容手段的有限性。我不能说当前的知识一定是真理，因为随着科技的发展，我们会逐渐纠正以前的错误，如妇科的宫颈糜烂，就已经被改为属于正常现象而非疾病状态。我在微博上发表的关于头皮屑和脱发的文章，就被同行指出"脂溢性脱发"这个诊断不对，其实不是不对，是我们当时学的时候是这个病名，十几年后改了，为雄激素性脱发，可是在临床上仍旧在混杂使用，尤其是老专家、老教授习惯了几十年的"脂溢性脱发"的说法，也不容易改变，治疗上倒是没有错误，而患者不清楚诊断名称的区别，以为是两种疾病，总有咨询两者区别的，因为两个医生给出两个诊断。所以我在写文章的时候建议不要区分那么细，毕竟治疗上没有区别。比如临床上我们诊断的湿疹，临床分为急性、亚急性和慢性，但是乏脂性湿疹又可以表现为亚急性和慢性。

医生要不断增加对疾病的认知，治疗手段更要不断推陈出新。医生也是个桥梁，肩负着科普的任务。而无论是否有争议，循证医学目前还是医疗上被大多数人推崇的治疗原则，没有了循证医学的有效证据，很多治疗和用药就可能超出了安全范围。超出了安全范围，出现不良反应的情况就不可控，就可能带来伤害，这是医患双方都不想看到的结果。

治疗过敏的
药物也能过敏
——不能掉以轻心的情况

　　春天过敏疾病偏多，各种过敏情况都有，轻症或者已经有经验的患者会自行处理。但是重症、有其他不明原因或者自行处理后仍旧无缓解情况的患者仍需要及时来皮肤科门诊就诊。因此就诊患者病情往往偏重，拖的时间也往往偏长，治疗手段也是五花八门。

　　门诊患者越来越多，基本没有空闲时间，甚至中午吃饭都来不及，因此预约中偶尔有一个爽约不来的，我不会像老板那样恼火，而是像占了便宜似的偷着乐，因为可以趁机喝个咖啡，读几篇专业文章，或者赶紧回复几个微博上网友的问题，也可以不用着急忙慌地上厕所。有一次还因为患者爽约，我发个微信表示开心，结果同事一堆点赞的，看来大家都有同感。当然若是同一天有多位患者爽约就不是什么好事了，至少老板会急。

　　有一次患者爽约，我正欢喜着，护士进来："下一个患者提前来，你能提前看吗？"好吧，今天估计没有时间聊天、喝咖啡了。早来早看，也算患者运气好，毕竟运气也是实力。当年来北京上大学，火车要坐21个小时，半价学生票都是坐票，大学期间一共往返 9 趟, 有 5 次旁边座位无人, 同行的中途在北京倒车的同学就非常幸运地不用钻座位底下或者坐在过道上。

患者进来, 一位 30 岁左右的女性, 戴着口罩和棒球帽, 像个明星似的。这年头, 捂得严实的不一定是明星, 还可能是怕晒或者皮肤过敏了。进门她就把口罩摘了, 我一看, 哟嗬, 面部严重红肿干裂, 虽然没有明显的流水和水疱, 但是鼻子却已经肿得和眼睛平齐, 快成狮身人面像了。而且口周的皮肤明显皱裂, 全是沿着口周放射性的小裂口和脱皮。

我赶紧发问: "这种情况几天了?""应该是两天, 昨天开始的, 今天就更严重了。""以前发生过吗?""我花粉过敏, 已经好几年了, 每年春天开始, 有点儿痒和红, 吃几片开瑞坦, 很快就过去了, 但是像今天这样严重的还是第一次, 早上我都有点儿睁不开眼睛了, 昨天看着还没这么严重呢。""昨天以前都是什么情况, 比如吃辣的、喝酒, 用什么药物或者护肤品?"看她的皮肤情况, 应该属于后来刺激或过敏, 花粉过敏不会这么严重。"我不吃辣的, 也没有喝酒, 更没有吃海鲜, 一到春天我可自觉了, 所有发物我都不吃, 也防晒, 也按照花粉过敏的预防尽量做。3 天前我觉得红得有点儿重, 又想着不吃药了吧, 抹点儿外用药, 就用了激素药膏, 用了 4 次, 结果就成这样了。昨天晚上抹完我觉得更严重了, 就没敢再涂。我觉得我得了激素皮炎。"

没想到患者还有点儿过敏的知识, 但是明显和本次问题不对路。"激素依赖性皮炎发病没有这么快, 怎么也要用激素超过半个月, 还得是强效的, 要是弱效的, 需要 2 ~ 3 个月呢。"我赶紧纠正她, 激素依赖性皮炎哪里是用了两三天的激素就能患上的。

但是皮肤明显有过敏因素，还要尽量找原因。"最近没有用什么护肤品或者更换什么新的品牌吗？""没有，我一到春天，因为花粉过敏，就只能用××牌，用了好多年了，我这次用也从3月份开始，都用了两个多月了，说严重就严重了。"不是护肤品的事情，那么从病史看，只有激素药膏可疑。"你之前用的激素药膏叫什么名字？以前用过其他牌子的激素药膏吗？""没有，我就怕激素，不敢用。"她拿出一支药膏，××霜，确实是激素，"我妈有神经性皮炎，她一犯就用，用了就好，也没有什么不良反应，我想着可以试试，是它引起的吗？""初步判断，是，因为没有其他可疑因素了。但是要想确定，还需要做斑贴试验才能确诊，目前只能是个大概判断。无论如何，过敏需要尽快控制，在花粉过敏基础上二次过敏，情况略重，尤其是你的皮肤已经皲裂，并且有渗出倾向，属于亚急性的过敏性皮炎，我们要尽快控制这种情况，让你不那么难受。""是呀，我都不敢张嘴，疼啊。皮肤痒得很，也不敢抓挠。""我们治疗方案选择用生理盐水冷湿敷，每日两次，每次 20 ~ 30 分钟，湿敷后涂氧化锌软膏控制症状，因为你是用了激素药膏出现的问题，因此我们不再选择激素药膏作为控制症状的首选药物，选择氧化锌，虽然恢复速度略慢，但好处是刺激性小。另外，可以继续使用××牌润肤霜保持皮肤滋润。口服的开瑞坦还有吗？""有，家里常备。""继续服用，注意防晒，暂时别用洗面奶，更不能用手抠皮，注意避免高温，如洗澡水过热或者蒸桑拿等，也要注意厨房炒菜的时候，炉温高造成的皮肤不适，少食辣椒和酒。"我一项一项嘱咐着，同时手下不停，敲击电脑书写病例、开处方。其实若是有硼酸软膏或者其他非激素药膏，如布特也可以选择，但是我们药房只有氧化锌和吡美莫司软膏，所以还是选择了氧化锌。

"等皮肤好了以后，来医院做个斑贴试验吧，看看是否对激素药膏过敏，对激素过敏检测目前国内北京协和医院变态反应科做得比较多，我们只做实物，国际上也有皮质类固醇系列的斑贴试验，但是很遗憾，国内没有成品试剂盒。还有什么问题吗？"

"没了。"

"注意事项都清楚吧，冷湿敷知道怎么做吧？"

"知道了。"

"好，关于这个病的诊治就结束了。我还需要再给你说说花粉过敏的注意事项。"患者还有另一个过敏没有说呢。虽然她对花粉过敏很有经验，但是还需要再强调一下，所以说我们的服务物有所值呢。

糖皮质激素一般是治疗过敏疾病，尤其是重症过敏的首选治疗药物，外用和口服都是如此，因此我们往往会忽略该药物引起的过敏反应。我曾经在临床上遇到一位急性荨麻疹患者，肌内注射曲安奈德混悬液以后全身过敏更加严重，高度怀疑曲安奈德过敏，后来等荨麻疹控制以后，做了一个前臂的原液皮肤试验，结果呈强阳性。弄得我只能反复和患者强调他对于激素过敏的情况，以免以后再次发生，因为激素在临床上应用及其广泛，搞不好哪一天再次使用，而医生不知道，患者也未告知，造成多余的痛苦。抗过敏药物的过敏比较罕见，通常不在常规考虑范围内，但若是治疗过敏性疾病，过敏没好反倒加重，除了怀疑没有摆脱致敏物，还要考虑用了两次致敏药物，不然单纯考虑未摆脱致敏物，继续使用原有的抗过敏治疗，后果还是很严重。虽然这种情况不属于医疗事故，但是增加了患者的痛苦以及经济压力，因此，需要医患都绷有一根弦。世界上所有物品都有可能致敏，只是概率高低问题。遇到临床过敏问题，需要医生多问、多观察，多嘱咐患者几句，患者也尽量提供详细的病史，这样就能明显减少医疗纠纷。

第二章

谁是过敏的"闺蜜"

喷嚏的源头
——花粉过敏

　　春季到来，各种花次第开放，对于闷了一冬天的人们来说，踏青游园、呼朋唤友、高歌一曲、拍照合影，都是兴之所至的事情，但是对那些花粉过敏的患者，春季就是难挨的季节了，期盼着春季快些过去。

　　早上刚到门诊，新聘的前台咨询小丽正在开始准备一天的工作。"小丽，你感冒了还是过敏了？"我问，小丽鼻子红红的，眼泪汪汪地说："袁大夫，我又开始过敏了。""花粉过敏？""你怎么知道？我一开始得病的时候，都是按感冒治疗的，但是都不能很好地控制，后来还是去了医院，医生说我是花粉过敏，做了个致敏原检测，呈强阳性，三个加号。现在每年春天我都有一个多月的过敏期，可难受了。"说着说着，她就连续打了几个喷嚏，我连忙把纸巾递过去："别用力擤鼻子，沾沾就好，不然你鼻子的皮肤该破了。吃药没？""没有，我今天忘了吃，所以现在才这么严重。不然一片药就能管用，不会这么喷嚏连天的。""咱家门诊附近有几个大花丛，局部区域花粉浓度一定很高，所以你才反应重。""可不是，在我家就好很多，就因为我过敏，我们家都不敢养花，全是不开花的绿植。""咱们科的公共抽屉里有抗过敏药，你吃一片吧，不然今天上班难熬。""谢谢袁大夫，

　　我马上吃。阿嚏阿嚏阿嚏……"又是一阵连续的喷嚏和大量的鼻水，小丽的大眼睛更水汪汪的了。

　　花粉过敏是非常常见的吸入性过敏反应，仅次于尘螨过敏。

　　花粉过敏，顾名思义，其致敏原就是空气中飘浮的各种花粉，花粉是各类植物，尤其是树的雄性生殖细胞。花粉中含有的油质和多糖物质被吸入后，会被鼻腔的分泌物消化，随后释放出十多种抗体。如果这种抗体再次和吸入的花粉相遇，就会引起皮肤和黏膜过敏，以黏膜过敏症状为主。这种过敏不等于吃花粉过敏，因为其他疾病需要服用一些花粉药物或保健品，这些花粉是以花为主，以油菜花和灵芝孢子粉为例，经过人工破壁，已经丧失了很大部分的抗原性，即诱导过敏的性质，所以服用花粉保健品或药物是很少能引起类似吸入过敏的症状的。花粉作为半抗原，一般是通过鼻腔黏膜吸入，很少有直接黏附到皮肤上产生过敏。而那些北京城的春季满城飘飞的杨絮、柳絮，严格说来，也是一种花粉，只是它们肉眼可见，被大家从花粉家族中单独提出来作为致敏原存在，它们会黏附到皮肤上产生刺激或过敏，尤其是面部，发红瘙痒，而非一连串的喷嚏鼻水和眼泪。所以狭义上的花粉过敏，指的是那些肉眼看不见的榆树、柏树、桑树、椿树、橡树以及各种花草的繁殖体诱发的以过敏性鼻炎为主要表现的过敏症状。

　　目前，全世界的花粉过敏发生率已经高达10%，我国花粉过敏患者人数更是逐年攀升，尤其是公认的绿化好的地区，花粉浓度越高，过敏概率越大，目前该过敏也叫花粉症。临床上一般把早春季节认为是过敏季节，在北京是每年的3～5月，我们每天都能见到这样的患者，当然也有患者特别敏感，过敏症状会持续到7月才逐渐好转，等到第二年3月再次发作。当然，其他原因也有。

随着现代化社会的进程，工作生活节奏的加快，紧张焦虑情绪的增加，睡眠不足等，这些都会导致免疫功能紊乱。因此，花粉过敏也被认为是城市富贵病的表现之一。随着人们对过敏性疾病的认知，以前认为是"感冒"，目前发现就是"花粉过敏"。并且随着致敏原检测技术的提高，对花粉过敏的检出率也更高，当然仍旧有很多花粉过敏的人被自己或他人误认为普通感冒或鼻炎，导致治疗和预防延误，就像我们的前台小丽，一开始也被自己误认为是普通感冒。

那么我们如何区分花粉过敏和感冒呢？其实比较容易，花粉过敏有明显的季节性，一到春暖花开，就开始出现以连续喷嚏为主的症状，鼻、眼、耳部的黏膜反应较重，流水样鼻涕、鼻塞，一般没有发热、寒战、关节痛等感冒症状，没有传染性，严重的可以伴随或诱发哮喘，家族人员有过敏性疾病，病程长，病期持续一个月以上，服用抗过敏药物有效。而感冒冬季好发，有传染性，无家族史，喷嚏少，有发热、寒战或肌肉酸痛、关节痛等全身症状，病程持续一周左右。再简单的区分就是痒和不痒。过敏以痒为主，有时候眼睛黏膜的瘙痒是难以忍受的，说不出来的，可能因剧烈揉眼产生眼结膜严重充血。若是做致敏原检查，可以查到花粉反应呈强阳性。确诊不难，治疗主要以控制症状和预防为主。

对于一年四季都开花的南方，其实也是有一定的季节表现。我在广州也是春夏季节见到的花粉症较多，而8月份以后到第二年2月，几乎没有这样的患者来门诊就诊。

皮肤花粉过敏偶不伴有黏膜症状，仅仅面部皮肤发红。有经验的医生还是能比较容易区分出花粉过敏和面膜、面霜等护肤品过敏，因为过敏边界不同，花粉过敏的边界多在发际线，头皮一般不会发生过敏，因此发际线和耳后一半的皮肤会发生红斑。护肤品过敏，尤其是面膜过敏则不会那么明确地以发际线为边界，多数止步于下颌或第一颈横纹，耳后基本上没有受累，多数有明确的护肤品使用史。

千万不要以为花粉过敏是小事，虽然花粉过敏本身不是严重问题，但若是不能及时改善，长期反复发作，迁延不愈，很容易诱发哮喘、肺炎等呼吸系统疾病，尤其对年幼和年老的患者，严重的后果可以包括心衰和猝死。而本身不断流涕、鼻塞、奇痒等症状，就会对患者的生活与工作造成严重影响，也会因为睡眠不良，降低生活质量。

花粉过敏的皮肤反应多会随年龄的增大而有所减轻，甚至消失，但是鼻部症状和眼部症状以及因此而诱发的哮喘、肺炎等疾病，却不太会随年老而减轻，甚至会逐渐加重，导致老年生活质量下降，药物的服用又加重了老年人的肝肾负担，因此要预防过敏的发生，积极控制症状。

花粉过敏的治疗仍旧以口服抗过敏药物为主，另外，清洗鼻腔和眼，清洁皮肤也有助于减少花粉黏附，帮助减轻症状。但是同其他过敏性疾病一样，重在预防。

🔍 **小贴士**

　　花粉过敏的预防首先是避免接触花粉。花粉过敏发作的时间长短主要取决于花粉授粉期的长短以及空气中花粉的浓度。因此，除了绿植覆盖率，授粉期长短和风、雨也有关，风可以加速花粉播散，可以扬尘，增加花粉浓度，而雨可以降尘，减少花粉浓度。过敏症状会随风加重，随雨减轻。尽量移走住宅内的花草树木，不宜在草地、森林、绿化很好的庭院公园等长时间逗留。早春季节，关闭门窗，减少花粉进入。保持室内湿度，避免花粉扬起。外出时戴口罩、眼镜、帽子，穿长袖衣服。不要闻花草，不在室外晾晒衣被。安装车载过滤器以及室内过滤器，不仅可以过滤花粉，还可以防止雾霾。随身携带抗过敏药物。在花粉季来临前，提前服用抗过敏药，预防过敏症状出现。而目前医疗上还推荐"脱敏疗法"，和尘螨过敏一样，逐渐接触从低到高浓度的花粉，使人体逐渐耐受，疗法虽然复杂烦琐，却是目前治疗的最佳方法。

　　一旦花粉过敏，可能和其他一些瓜果蔬菜有交叉过敏反应，比如草莓，在生活中也要高度注意，一旦食用一些蔬果产生面部皮肤发红，尽量避免再次食用。

螨虫过敏

难得不值班的周末，不能闲着，不断地充电是医生终身必修课，新的知识、技术和药物的研究发展，必须通过不断学习才能跟得上。起个大早，参加在北京协和医院召开的过敏性疾病国际高峰论坛。此次论坛有很多过敏性疾病的介绍，而皮肤过敏重点讨论的是螨虫过敏。

目前全球过敏性疾病患者人数（过敏性鼻炎、过敏性皮炎、过敏性结膜炎、过敏性胃肠炎、湿疹和哮喘）逐渐增加，已经基本上达到总人口的 20%，其中儿童比成人多，约半数儿童在 12 岁以前发病，患病人数最多并且有生命危险的是过敏性哮喘。全球的流行病学调查表明，80% 以上哮喘患者对尘螨过敏。在中国，随着生活水平的提高，生活方式的改变，过敏发病率以每 10 年 2 ~ 3 倍的速度发展，尤其是儿童哮喘，已经上升到患病人群的 2%，大大影响了儿童的生长发育和全家的生活质量。你想想，家里有个一直靠吸氧或者喘憋厉害的患儿，晚上不能入睡，你还能看着喜剧哈哈大笑吗？那也太没心没肺了。

过敏性疾病与遗传、环境、营养、呼吸息息相关。过敏的患者多数有直系亲属患有过敏性疾病中的一种或几种，太过偏食则易引起机体免疫功能紊乱，导致易发生过敏。目前，关于环境的研究也越来越多，尤其是雾霾的影响，其中，吸入性致敏原是环境因素中一个主要组成部分，而除了雾霾天气，吸入性致敏原最常见的是花粉和尘螨。尘螨过敏在部分城市已经达到或超过了花粉诱发的哮喘。尘螨诱发的过敏性鼻炎、皮炎及湿疹患病率也有不同程度的上升，且没有花粉过敏的季节性缓解趋势，使得患者的日常生活受到相当大的影响，比如目前各大饭店、酒店等客房都铺着地毯，高档的铺羊毛地毯，低档的铺化纤地毯，这都是螨虫生存的良好条件。一旦敏感患者入住这样的酒店，就非常容易造成过敏发作或复发。因此，控制尘螨成为控制儿童和成人过敏性疾病的一个重要手段。螨虫过敏可以通过血液检测来确诊，也是能够通过积极人工干预达到满意效果的一种过敏性疾病。

这里所谓的尘螨并非分类上的名称，而是居家引起各种过敏的螨类统称。搜索百度给出的螨虫定义是：螨虫是一种昆虫，全世界大概有 50000 多种螨虫，其中和人类健康相关的有 10 余种，如疥螨导致疥疮，蠕形螨导致玫瑰痤疮，恙螨导致皮炎或恙虫病，革螨导致丘疹性荨麻疹或皮炎，甚至传播一些传染病，如森林脑炎或地方性斑疹伤寒等。其中皮炎有叮咬因素，也有因螨虫的唾液腺及分泌物或蜕皮引起的过敏因素，统称螨虫皮炎。临床表现为持续性的瘙痒，夜间剧烈，皮肤出现水肿性红斑、丘疹、丘疱疹、风团，中央常见虫咬的瘀点或小水疱。有些水疱因为被抓破，可能继发感染。我曾经遇到过一个小患者，患上了螨虫皮炎，又发生了传染性软疣，因为反复搔抓，造成传染性软疣反复批次生长了一年才得以控制。

除了螨虫，在临床上还会见到各种节肢动物引起的皮肤变态反应，这些节肢动物包括蜘蛛、蜜蜂、黄蜂、蜱、虱子、跳蚤、蚊子、臭虫、苍蝇、毛虫等。它们除了本身可以引起人体中毒性反应，还可以传播一些传染病，当然还可以因为叮咬导致被叮咬者产生过敏反应，有些过敏反应甚至可以危及生命，比如黄蜂类叮咬造成的死亡。

节肢动物通过两种途径引起过敏反应，一是叮咬后，唾液和分泌物进入人体，引起过敏体质的人发生变态反应；另一种是不用叮咬，节肢动物的尸体、粪便、排泄物等本身就可以作为致敏原，被人体吸收，产生过敏反应。螨虫就属于这两种途径都可以发挥作用的节肢动物，因此属于常见致敏原。

我记得上大学时老师曾经出题，请同学回答一下蚊虫叮咬皮肤后发生的病生理过程以及 5 种以上参与的因子，弄得大家一片哀嚎。老师笑言，基础理论和临床不结合，永远成不了一名合格的医生，而学习的目的就是为了了解各种临床表现背后的解剖、生理、病生理、病理表现，加上了解药物作用的机理，从而选择最适合的治疗方法。蚊虫叮咬较普通、多常见，而且个人反应不一，且不去讨论尚不明确的为什么有人容易被蚊虫叮咬，单从叮咬后一系列病生理反应，就可以判断为什么有人反应重，有人反应轻。而针对叮咬后的反应，我们选择涂抹炉甘石、花露水、风油精、激素药膏等，进行抗过敏治疗，也就有了理论支持。若你有个医生朋友，聚会时除了谈谈医改、医闹、流行病等，还可以问问这些简单人体现象背后的理论，有时也是很有趣的。

螨虫皮炎治疗比较容易，内服抗过敏药物，外涂炉甘石洗剂或激素药膏，一般脱离尘螨密集的环境，多在一周到一个月痊愈，但是若病情严重，搔抓剧烈，可以引起湿疹样改变，会持续很久，迁延不愈。若是因为尘螨引起的哮喘，需要家长配合变态反应科和儿科医生进行积极治疗和预防，可能需要终身监控，千万不可掉以轻心。

曾经有过一个4岁的儿童患者来就诊，他在农家院度过一个周末，回来一天后出现典型的螨虫皮炎皮损，小患者平素就是个湿疹患者，刚来就诊时病情比较重，终于在各种努力下控制得很好，这次螨虫皮炎很快就勾起原来的湿疹发作，整整治疗3个月才算控制住，家长累得精疲力竭，恨恨地说再也不去农家院了，其实可以去，但要注意防护，出现皮肤问题及时治疗控制即可。

我的一个同事，因为装修，去了一趟库房看材料，回来以后胳膊、小腿全是小红点儿，痒得要死，抓了以后还继发了细菌感染，全身长了好几个小疖子，痛苦了几个月。另一个同事更是典型，买了一个床垫，睡上没几天，先生和她都开始痒，以为是疥疮，烦恼得要死，后来诊断还是普通的螨虫过敏，叫来除螨公司，把新床垫彻底除螨处理后，加上一些药物治疗，先生很快好了，同事却越来越重，还继发了结节性痒疹，外用药、口服药、提高免疫力的药，甚至冷冻那些瘙痒性的小结节，反复折腾了两年才好。在国外，螨虫皮炎也叫谷仓皮炎，其实就是仓库中的一些螨虫叮咬人体产生的皮炎。因此，这些原因都需要注意。

我们平时说的螨虫，一般指的是上述的蠕形螨、革螨和统称的尘螨，其中尘螨科与人类呼吸和过敏性疾病有关的主要种类是屋尘螨、粉尘螨等。尘螨肉眼多数不容易被发现，要借助显微镜才能看到。尘螨以人或动物皮屑、食品残渣、真菌等粉末性物质为食。因此，屋尘螨一般存在于卧室内的床上用品、沙发、地毯、棉衣、羽绒衣及卫生死角中，粉尘螨则可在食品、中药、棉纺厂、储存仓库、新装修未打扫的房屋等地方滋生。

小儿患有螨虫皮炎的时候，我们都会询问家长，是否有过敏的家族史，有无过敏性鼻炎、哮喘或对花粉过敏，有无直系亲属对螨虫过敏，结果是多数有单方人员的过敏史，更有甚者，两方都有。另外，询问家长是否新生儿期有面部湿疹皮炎历史，若是有，还要考虑小儿本身的过敏史。成人的螨虫皮炎，就要考虑患者的免疫力情况，有无过劳、紧张、焦虑、胃肠道疾病、甲状腺疾病等情况，因此，不能单单诊断为螨虫皮炎就了事。对于患者的健康教育，尤其是家长的健康教育，很重要，因为螨虫皮炎的治疗以预防为主。但是鼻炎或哮喘，则以脱敏治疗为主。

根据国际、国内致敏原检测报告，到目前为止，吸入性致敏原中，尘螨一直居于前列，是主要的吸入性致敏原，因尘螨而导致的过敏性疾病如哮喘和过敏性皮炎、过敏性鼻炎，到目前为止没有非常理想的治疗方法，只能尽量控制症状。因为脱敏治疗是国际上公认的治疗螨虫或花粉过敏性哮喘的首选，因此，确认螨虫或花粉是致敏原以后，目前医生会建议患者尽可能采用脱敏疗法，以提高人体对尘螨和花粉的免疫耐受性，从而减轻疾病的症状和反复发作的频率。但是该手段耗时长，需要每周去医院 1 ~ 2 次，坚持半年到一年以上，而且停止脱敏后也会反复，因此，效果不是很理想，很多患者不愿意选择脱敏疗法，尤其是儿童，因为有注射恐惧，导致影响了该治疗手段的推广。因此，减少尘螨浓度及接触的机会是目前控制尘螨过敏的重要手段。

减少尘螨即是将螨虫的浓度控制在无临床意义的水平，一般建议在每平方米 20 只，方法有三种：第一，保持室内通风，经常吸尘除尘；第二，勤洗床单被罩，勤晒衣被；第三，对床铺、沙发、被芯等使用杀螨剂。杀螨剂要高效无毒。目前市场上有一些吸尘器号称可以去除尘螨，也有含磷的除螨剂，但是有些对皮肤有刺激，而中药除螨剂则对皮肤无刺激。每 7 ~ 15 天对室内及床、沙发、衣被等喷洒除螨剂即可有效控制螨虫浓度在无临床意义水平，以此减少过敏及哮喘的发作。

国外，尤其是北欧一些国家，如丹麦，率先提倡使用防螨床具，目前一些高档酒店已经可以提供防螨床具，因为防螨床具价格相当高昂，所以尚不能普及到普通家庭。一些国际航班也推行了防过敏措施，如瑞士航空推出无致敏原航班，除了食物中不添加容易过敏的成分，还为皮肤过敏的乘客准备了低过敏性肥皂，枕头也由合成材料制成。去除革螨，主要是通过除尘和除螨剂，去除蠕形螨，一般用除螨剂，除了药用涂抹于皮肤或口服药物，还有一些常规除螨护肤品，如满婷香皂及除螨洗涤剂可以长期使用。

对于孕妇，因为自身雌激素水平的升高，血管扩张充血，孕 3 个月后更为明显，会增加皮肤和黏膜的敏感性，导致过敏（主要是吸入致敏原和接触致敏原）和不耐受情况（主要是食入致敏原）增多，而原有的皮炎、鼻炎、哮喘及湿疹等情况可能加重，对于原本不过敏的物质也可能产生过敏或不耐受现象。根据国际致敏原检测结果，孕妇常见的致敏原有花粉、尘螨、异种蛋白、洗涤剂、护肤品等。准妈妈一旦发生过敏，症状偏重，瘙痒多剧烈，持续时间偏长，情绪焦虑。由于孕期的用药受限，治疗很难立竿见影，非常影响孕期的生活质量，个别甚至会影响到胎儿的生长发育。而新生儿因体内尚未建立自己的免疫系统，如果一出生即接触高浓度的致敏原，如花粉、螨虫或异种蛋白等，也容易产生婴幼儿过敏疾病。因此，提前预防是控制孕妇和婴幼儿过敏症的主要手段。

第一，准妈妈尽可能了解自己的过敏情况以及家族中成员的过敏情况，如果孕前自身已经有过敏情况，或者有明确的哮喘、过敏性皮炎、过敏性鼻炎等家族史，建议孕期要积极避免接触（食入、吸入及接触）已知的致敏原。若是孕前正常，在孕期，尤其是孕 3 个月以后，对于接触的各种食物、衣物、日常用品、环境都要仔细观察，及时发现皮肤、鼻腔、眼部及呼吸道的不适与异常，及时就诊看专科医生，让专科医生（皮肤科、呼吸科、耳鼻喉科、变态反应科等）来帮助判断疾病情况，尽可能确定原因以避免疾病发生，并能及时得到有效处理。

第二，减少各种已知的常见环境致敏原，如灰尘、螨虫等。经常开窗通风，吸尘除尘，通过无毒高效的除螨剂，对居室环境进行除螨，达到非临床水平的浓度，这样可以有效降低螨虫过敏。

第三，对皮肤和黏膜进行呵护，温水洁面，涂抹润肤霜，清洗鼻腔，穿纯棉织物，不过多摄入辛辣刺激性食物。

第四，提高机体抵抗力，适量运动，保持心情愉快，合理安排睡眠和饮食，远离烟酒。

在微博上，几乎每天都有网友询问病情，其中螨虫皮炎、虫咬皮炎和沙土皮炎等占小儿皮疹问询的 1/10 左右，说明这些是发病率很高的疾病，但是科普力度远远不够。配合图片加上详细的病史会让远程皮肤病患者就诊更容易，也能推荐比较合适的治疗手段，方便网友。但是最怕照片不清楚，还遮遮掩掩，不知道是腿还是胳膊，也不说病情，仅仅来一句，帮帮我吧！你让我怎么帮你？你猜你猜你猜猜猜吗？我也不太喜欢网友说完病情后 @ 一堆医生，有撒网捞鱼的感觉，若真是每个 @ 过的医生都来回答问题，是考察医生说的是否都一样，还是希望医生技能大比拼？我还遇到网友私信我，就一句，医生，我痒死了，怎么办？我也没有办法，皮肤病 70% 都痒，我不能把接近 2000 种疾病都考虑进去吧？这种问题一概忽略，所以网络求诊，还是和面诊一样，尽量详细描述，这样医生才有可能帮助到你。对自己健康都不负责的人，没有医生能真正帮助你。

蚊虫叮咬
导致皮肤过敏

上午患者一个接一个地看完，多数还是常见病，对于一般医生，常见病、多发病、普通病占诊疗的90%。目前被命名的皮肤病超过2500种，但是"常多普"也就300多种，有些疾病即便是大医院的专家一辈子也见不到一例。当然越有名望的大医院见到的疑难、复杂、罕见病例越多，这也是医学生毕业愿意去大医院、地方医生要去大医院进修的主要原因之一。作为一名医生，这辈子若能发现一个疾病、临床现象、试验表现或者临床病理等，以自己名字命名，应该比得到院士荣誉更令人欣喜；其次就是发现罕见病，什么国内首例、亚洲首例等；第三就是发现一个疾病的原因或关联因素；第四就是写的论文被其他作者引用的次数越多，说明自己的研究结果越被认可。人这一辈子，沽名也好，钓誉也罢，总不想走平凡之路吧。

在临床上也有些疾病一直存在，但一开始不认识，等到通过有心人的研究并普及推广，大家都认识以后，就会同雨后春笋般地出现了很多，如皮肤病中的副肿瘤性天疱疮。也有的皮肤问题在皮肤科是罕见病，而在其他科室却是不少见的，如POEMS综合征。

皮肤科每天看得最多的就是湿疹皮炎、荨麻疹、药疹、脚气、瘊子、瘊子等，基本上占了临床所有病例的95%。治疗原则在一类疾病中是相同的，但是细节会略有不同，需要根据患者自身情况来选择，尽量有针对性地治疗。

在皮肤科临床治疗上，我推崇中西医结合治疗，同那些黑中医粉不同，我自己北医毕业后，又在中医药大学系统学习了3年中医，自认为对于西医和中医的认识比较中肯。不随便推崇，也不随便污蔑，了解是前提。

西医和中医思维是不同的，原来有人认为西医是流水线，中医是定制。其实都应该是定制，人和人背景都不同，即便相同的疾病，西医治疗也要考虑患者身体耐受性、经济承受度以及治疗时对不同健康情况可能存在的影响，甚至有些人的生活习惯、脾气秉性等都要考虑。曾经有过患者因为没有给予注射药物，使用口服药物会略延长恢复时间而投诉医生，认为没有给予他最好的治疗。其实就是患者急脾气，医患沟通不足。针对不同的患者需要使用不同的治疗方法、咨询态度等，这些也是医生临床经验的重要组成部分。但是现在因为患者太多，多成流水线工作了。医疗改革说了多年，其中医生思维模式的改变，没有人重视。

蚊虫叮咬导致的过敏是个很简单的过敏现象，也是夏天的"常多普"皮肤病。夏天蚊虫滋生，总有不同年龄的患者被蚊虫叮咬后出现各种皮肤问题，需要医生协助处理。一般来说，蚊虫叮咬后出现的瘙痒性小风团，不予搔抓，多在20分钟内自行消失，但是有些特殊体质的患者会出现很严重的反应，起水疱、大硬结、破溃、感染以及全身过敏，尤其是孩子和遗传过敏性体质的患者。若是叮咬在特殊部位，比如眼睑和耳朵，皮肤肿胀会非常明显，看起来相当严重，尤其是夏日穿开裆裤的小男孩。夏日皮肤科急诊每每就能看到家长一脸焦急地向医生询问孩子是否会因为"JJ"被叮咬得肿胀严重而将来产生功能问题，其实不会，部位特殊反应重，但是不等同于后果严重。

预防蚊虫叮咬是夏天的重中之重。网上总有很多号称"安全驱蚊"的方法，其实都不靠谱，不靠谱的意思就是没有经过严谨的科学实验证明有效，自我感觉有效是不准确的。因此，除了蚊帐防御，扇子扇风不让蚊虫靠近，其他方法，如佩戴驱蚊手环、驱蚊衣服贴，或者用 B 族维生素浸泡衣物等到目前为止都不能得到医生的推荐。

蚊虫叮咬皮肤后，先注射口器中的唾液类物质到组织中，使血液不凝结或组织融化，便于蚊虫吸取体液或血液，因此对于特殊体质的患者，会产生对该注射的唾液物质的过敏反应。

 小贴士

一旦发生蚊虫叮咬，无论反应轻重，不要搔抓。第一时间用冷水或冷的淡盐水（0.9%）或冷的硼酸溶液（1.5% ~ 3%）湿敷或小苏打溶液（3%）外涂，减少瘙痒、水肿、水疱或风团的发生。其次，可以外涂炉甘石洗剂、薄荷膏、樟脑醑等止痒药物控制瘙痒，减少搔抓机会，若是出现明显的过敏反应，如严重肿胀、水疱并伴有严重瘙痒（不能控制的搔抓欲望），还要口服止痒药，如氯雷他定、西替利嗪或激素制剂等。一般情况下蚊虫叮咬后的过敏反应在 7 天内全部消失，但是若出现并发症，如搔抓后继发的化脓性的细菌感染或皮肤严重破损，则会导致皮肤恢复缓慢，尤其是出现色素沉着和硬的小结节的痒疹，可能需要数月到数年才恢复。我的患者中最长的一个痒疹患者是病程 40 年，严重影响了生活质量，每日都需要服药来控制瘙痒，严重瘙痒的结节还需要做冷冻治疗来软化结节，控制瘙痒。冷湿敷或外涂炉甘石洗剂一天后仍无效、肿胀严重、发生水疱等，或者全身发生更多的类似蚊虫叮咬的皮损，建议看医生获取帮助。

还有一种皮肤表现是被蚊虫叮咬以后，搔抓得比较严重，导致皮肤破溃，愈合以后出现一个褐色的坚硬小疙瘩，多发生在腿上，有人长一个，也有人可以长好几个，大小不等，但一般不超过1cm，偶有疼痒，很多人以为是什么不良肿物，发现以后吓得来看医生，网上的询问也不少。其实这是皮肤纤维瘤，一种良性肿瘤，我个人认为是一种特殊类型的瘢痕，某些体质下，因为蚊虫叮咬后的过敏加感染，造成皮肤愈合过程中的纤维过度增殖。一般建议可以不予处理，因为时间一久，就可以逐渐变软、扁平，不再发硬，但是颜色多仍保持褐色不褪。若是疼痒频繁，可以做冷冻处理，减轻症状。若是实在觉得有碍观瞻，可以到皮外科进行手术切除，这是门诊小手术，局麻下10分钟搞定。当然，若是发现一个褐色的小疙瘩，我们还是建议看下皮肤科医生，因为有些其他疾病类似于皮肤纤维瘤，通过医生判断，若不是皮肤纤维瘤，多数小疙瘩还是尽早去除为妙。经常在门诊遇到身高、腿长、颜值高的年轻女性来就诊，就看这么一个皮肤纤维瘤，然后各种纠结，不治疗吧，难看，治疗吧，手术留下另一个瘢痕，冷冻不去颜色，真是难以选择。当然多数患者选择冷冻，先去硬和痒疼感，以后可以尝试激光去色素。而多数男士突然发现或被老婆突然发现皮肤纤维瘤，来门诊就特别干脆，不治疗，占大多数，或者切掉了事，以免天天看着不舒服，怎样都可以，患者自己选择。

蚊虫叮咬后还有一种反应，类似脱敏治疗，意思是若是反复被蚊虫叮咬，结果就不再发生过敏反应，即自动脱敏现象。表现在临床上就是一个现象，青少年对蚊虫叮咬反应重，而老年人多数不再发生过敏反应。但是即便有这个理论，也没有人为此而主动去被蚊虫叮咬。但是有人被蚊虫叮咬后不发生反应或者说反应不明显，这部分人是"上天的宠儿"，他们是被嫉妒的。血型和是否容易被虫咬经常在O型和B型之间发生冲突，目前没有医学定论。

小贴士

　　任何疾病，无论轻重，总会有不可预期的发展，轻症也会发生严重反应，如感冒，每年总有一些人因为感冒而诱发其他严重疾病导致死亡。重症疾病的结局也可能很理想，如早期乳腺癌或鼻咽癌是能治愈的。因此，对于任何临床疾病或反应，战略上应该重视其每一个临床变化的节点，以期望控制病情在最好的结果内，尽可能延长寿命，提高生命质量。我本人是反对无限制、无质量地延长生命。若在生命质量和寿命必须二选一中，我首选生命质量，有价值地活着才是人类生存的意义。

季节变换，
过敏来袭

　　有时候同一病情的患者扎堆来，因为季节和疾病有明显关系。比如春天，因为呼吸道病毒的关系，麻疹和水痘等病毒感染性疾病是常发生的，包括带状疱疹，而真菌感染导致的脚气属于夏季好发疾病，银屑病多在冬天发病，这些都属于季节性高发疾病，秋季皮肤疾病倒是没有什么特点，估计老天爷也希望大家有个丰收的季节，让大家舒服地享受收获。致敏原则是春季花粉居多，秋季草籽常见。我们在临床上统称春季皮炎或秋季皮炎，或者叫颜面再发性季节性皮炎，其实这些都是过敏性皮炎的一种。当然，有些还混有激素依赖、水土不服以及护肤品使用不当的因素。

　　　我还在医院读研的时候，跟导师出门诊，遇到一个典型的季节性皮炎患者，到今天都记忆犹新。
　　　患者是一个中年男性，高校教授，文质彬彬，拿着一个本子，带着笔，并且还有一摞厚厚的看病记录，一看就是搞理工科的。那时教授看病限号，上午 30 个，偶有加号，但是不会超过 5 个。因为有我们学生在抄方并且帮助解释病情，教授看病还是比较快的，5 ～ 10 分钟一个患者。
　　　他一进门就开门见山："大夫，我的问题比较复杂，我看过很多医生了，都不能给我满意的解释。这次是专门来北京找专家看的，可能需要的时间比较长，你别不耐烦。"

其实一听到这样的口吻，我们会马上高度警惕。因为一种疾病看过很多医生的患者，在皮肤科有几种情况：一是大咧咧的性格，复诊时抓到哪个医生是哪个医生，银屑病多属于该情况。二是病情复杂，想听听更多的意见，比如红斑狼疮或副肿瘤性皮肤病，短期内会看很多医生。三是相信自己不相信医生，医生的说法即便和疾病一致，但是和他理解的不一致，就需要找更多的医生来看，这种情况在知识分子中常见，多属于偏执性格。最后一种是文化水平低的人，不知道看病最好找一个医生复诊，和大咧咧性格的人有所相似。当然其他科室还有其他情况。第一种一般不会有问题，看病就是看病，自己已经对慢性疾病有所了解，看医生多，也就是开药，并且看看有无新的治疗手段。第二种是医生喜欢的，因为复杂的疾病最能提高医生的诊疗水平。最麻烦的是第三种，疾病本身可能很简单，但是因为目前几乎没有疾病能被了解得非常透彻，能说得非常明白，因此对于那些理工科一就是一、二就是二的学子，简直就是匪夷所思的事情，牛角尖钻得很深。第四种需要反复告知，但是经常出门就忘了医生的嘱咐，而且容易找偏方或"去根"的方法，最容易上当受骗。在高校区的医院里经常遇到的就是第三种。用我导师的话讲，知识学了半瓶子，还总想着我们这些有多半瓶子的人不如他，非要找出我们的语言或者知识上的漏洞来证明医生的错误。

我的导师是脾气非常好的人。"说吧，只要其他患者没有意见，我们有的是时间。"他们在临床时间长了，会遇到各种脾气秉性的人，所以很有一套和不同性格患者打交道的经验。当然我现在也有了经验，用心理学的词汇来说，就是顺势而为，其实就是见人说人话，每个患者谈话的切入点是不同的。当医学生的时候没有人教，全靠情商，自己领会。

患者拿出他的本子。"我得过敏性皮炎有7年了，反复发作，而且有很明确的季节性，一到秋季马上发作，到冬季就明显缓解。全部长在脸上，其他部位什么事情都没有。我也不打喷嚏、流眼泪，我也没有其他疾病，每年体检一次，血糖、血压、血脂都正常。我来找你，就是想知道几个方面：第一，到底是什么原因导致我目前的状况；到底免疫功能对其有没有影响；为什么就在秋季发作；若是我在热带，没有季节明显交替的地区会怎样。第二，是否有合适的方法帮助我控制不发作。第三，是否遗传和传染。第四，我的饮食有什么需要注意的。第五，生活中还需要注意什么。第六，万一以后过敏，是否同样的方法还可以继续使用而不用看医生。第七，过敏时间太长是否会合并其他疾病，尤其是癌症。第八，抗过敏药物反复使用会有什么不良反应。第九，中医中药到底有没有帮助。第十，保健品我还能吃些什么，比如葡萄籽、虫草、灵芝孢子粉等。第十一，有没有可能自行消退。第十二，有没有合并其他过敏的可能。"

我听得都有些发傻，这问题囊括了所有关于过敏的知识点，但是还真都是需要我们交代给患者的知识。而且有些还真不能给予是或否的回答，因为有些问题目前还没有研究明白。从患者的谈吐中能看出他的专业素养，说的和我们写病历似的，说明他在他本人患有的皮肤病知识上研究很久了。在临床上遇到这样的患者，有时候有些心慌，因为可能他了解的专业知识比医生还多，若是医生的知识广度不足，根本不能征服这样的患者，那么他会明显地看低医生，从而丧失依从性，疾病的疗效就会明显受到影响。这个患者也代表了很多知识分子对医学的看法。

我的导师拿着那张纸乐了。

"不错不错，"他展示给我们几个学生和进修生看。"出科考试这算一道题，你们要是都能用专业知识答出来，皮肤科过敏的基本知识点就掌握了。"

我们赶紧拿出纸笔，记录下这些问题。可不是，要是我们也能答出来，说明我们把这些临床知识掌握了，就是不包括病生理和病理那些知识，患者也没有必要了解那些背后的原因，但是患者的问题确实是和他本身生活相关的。我们不能给没有医学基础的人讲那些基因表达、分子生物以及生化过程，而这些问题看似浅显，其实若是所有的疾病都能这样交代给患者，沟通应该还是比较顺畅的。

"咱们一个一个问题回答。"导师操着南方普通话，其实在临床上这样的回答很少，因为医生分配给患者的时间太少了。而且多数患者没有做功课，问医生的问题也经常颠三倒四，重复无规律，加上医生不耐烦，这些都是医患矛盾产生的原因。巴掌不能拍在单一方面。

"第一条，到底是什么原因导致。你做过致敏原筛查吗？""做了，说是蒿草。""那就对了，蒿草过敏高发于秋季。过敏的具体原理不清楚，但是和体质、遗传等有关，遇到合适的致敏原，就会诱发过敏。到底免疫功能对其有没有影响。目前认为有免疫因素，但不是免疫力降低，应该说是紊乱。为什么就在秋季发作，因为蒿草草籽在秋季播散。若是在热带，没有季节明显交替的地区，也要看草籽的情况，如果在海南，可能更重，主要看致敏原产生的情况。"

"第二条，是否有合适的方法帮助你控制不发作。有，抗过敏治疗，尤其是脱敏治疗，但是蒿草目前脱敏尚未临床广泛应用，因此普通的抗过敏药物口服，并且临时外涂一些抗过敏的激素药膏可以有效控制发作次数和程度，但是不能解决复发问题。"

"第三条，是否遗传和传染。过敏有遗传倾向，无传染机会。你有家里人得这种病，或者过敏性鼻炎和哮喘吗？""应该没有，父母过世早，我不知道。但是我家里人和兄弟姐妹没有我这种情况。有个姐姐有鼻窦炎，算吗？""鼻窦炎还不算。"

"第四条，饮食有什么需要注意的。饮食上一般无忌口。中医认为需要忌食发物，西医不这样认为，但是过敏期间，禁食辣的和酒。"

"第五条，生活中还需要注意什么。还需要注意防晒，不要过度护理皮肤。过敏以后皮肤容易变得通透，容易产生其他护肤品过敏。这是第十二条的回答，还应该加上有较多机会合并其他过敏，尤其是外用过敏，当然也有口服药过敏的可能。"

"第六条，万一以后过敏，是否同样的方法还可以继续使用而不用看医生。你最好还是看医生。当然，轻的时候可以先自己用抗过敏药试试，3天之内不好转，一定看医生。"

"第七条，过敏时间太长是否会合并其他疾病，尤其是癌症。这个没有明确研究结果，过敏时间长，有时会有其他问题，如心脏或者胃肠道问题，但是，哦，和第八条的问题一起回答，过敏药物反复使用会有什么不良反应。用药时间长了，尤其是口服抗过敏药，要关注心脏，做个心电图，所以要交替口服抗过敏药。外涂的以激素为主的药需注意激素的不良反应，如皮肤变薄、长毛、血管扩张，以及容易继发细菌感染等。"

"第九条，中医中药到底有没有帮助。看你信不信，你信，找个好中医。不信，西医也能治疗。欧洲人和美国人没有中医，就不治病了？"

"第十条，服用保健品。你真有钱，这种情况，保健品的作用属于争议范畴。你吃了觉得不错就可以吃。但若是吹得天花乱坠的保健品，类似于什么都能治的，就别信了。"

"第十一条，有没有可能自行消退。有，很多人到老年以后就没有皮肤过敏情况，或者说原来的过敏情况减轻，甚至消失，属于皮肤没有反应能力，不是什么好事情。但是黏膜症状，如鼻炎、哮喘或者流眼泪等情况，不会随年纪增大而减轻，甚至还会加重。"

"第十二条，答过了，有。"

导师一条条地回答了患者的问题，我们和患者都拿着笔记着，患者肯定是要照着做，我们是为了出科考试这道题得满分，都不容易啊。然而，科技发展有时真的缓慢，20年过去了，随着这些年的对过敏层出不穷的研究，这些答案仍旧在临床应用着，还没有过时。但是那些激素或非激素的新药、二代三代的抗过敏药物、老药新用的抗过敏药物，以及对于过敏机理的研究却不断有新的进展。

"太谢谢你了，大夫，我看了不下十个医生，没有人能这么回答我的问题。有的大夫看我拿出纸上的问题来，还训我一顿，说我事儿多，有的直接说，没有工夫回答我这么多问题，可是我觉得我这些问题都不是什么高深的，就是需要医生给我生活做个指导，免得我胡思乱想。我查了好些专业的材料，说什么的都有，我也搞不清应该听哪个的，今天我看完你，我就信你说的了，按照你说的做。"

看看，患者多容易就相信医生。医生认为理所当然地应该了解的知识，有时候对于患者来说就是一头雾水。科普工作仍任重道远，全社会的人都要努力，医生努力普及，患者努力学习，一起提高我们的基础医疗素养。如同急救知识的推广和普及一样。即便有些观点仍旧有争议，那我们也要实事求是地说出来，医患共同努力，找到一个最好的解决方法。导师给开了抗过敏药和外用的硼酸软膏，其实治疗很简单，但是解决思想问题很关键。患者很高兴地走出了诊室。这个患者一共看了快1个小时，其他患者都在诊室门外急得快跳起来了。

哮喘、过敏性鼻炎
与过敏性皮炎

在临床上，经常遇到患者患有过敏性皮炎，同时伴有哮喘或过敏性鼻炎，三者可以不同时发生，症状也有轻有重。这种情况通常被我们称之为过敏体质。但是不一定是患者本人同时患有三个疾病，更多的是家里血亲中有患过敏性鼻炎、过敏性哮喘、过敏性皮炎的，家族史在过敏性疾病中是必须问到的内容。但是也有很多人会同时患有过敏性鼻炎、过敏性哮喘和过敏性皮炎，常常过敏性鼻炎或过敏性皮炎在先，逐渐发生哮喘，所以临床上逐渐把三种疾病统一起来，有学者提出了过敏综合征或特应性体质的概念，认为应该综合考虑，从全身各角度进行检查和治疗，而不是鼻炎看耳鼻喉科，哮喘看呼吸科，皮炎看皮肤科，作为过敏性疾病，需要成立独立学科，因此，在北京一些医院成立了变态反应科，如协和医院、环境和职业过敏性疾病中心的友谊医院等。但是这远远不能满足临床需求，目前医生的教育中也是分科严重，导致患者要跑好几个科室才能看完整个疾病，而用药的重复性，以及药物重复后不良反应的增加，都是临床遇到的常见问题。

我们一直强调，由于气候环境的变化以及工业化程度的增强，过敏性疾病发病率逐渐增高，儿童和青少年尤高（约达 10%）。由于过敏性鼻炎和哮喘两者均是呼吸道的过敏性炎症，刺激鼻黏膜可引起气道高反应性诱发哮喘，过敏性鼻炎患者的鼻内炎性分泌物可以经鼻后孔和咽部流入支气管肺内，特别是仰卧位睡眠时更易流入气道，也易导致哮喘发生。因此，目前有"同一个气道，同一种疾病"之说，两种疾病需要同时考虑。

世界变态反应组织（WAO）及一些国际过敏杂志也已经正式提出采用儿童过敏性鼻炎—哮喘综合征（Combined Allergic Rhinitis and Asthma Syndrome）的诊断术语，其中部分患者也包括了过敏性皮炎患者。这一诊断能帮助医生和患者对整体问题进行综合处理。

儿童过敏性鼻炎—哮喘综合征是指同时发生的临床或亚临床的上呼吸道过敏（过敏性鼻炎）和下呼吸道的过敏性症状（哮喘），两者往往并存。流行病学研究显示，正常人群中哮喘发病率为 2% ~ 5%，而过敏性鼻炎患者中哮喘的发病率则为 20% ~ 40%，这意味着过敏性鼻炎患者中哮喘发病率较正常人高 4 ~ 20 倍，而 60% 的过敏性鼻炎可能发展成哮喘或伴有下呼吸道症状。还有一些不完全统计数据表明，可能更多的哮喘患者（有70% ~ 90%）伴有过敏性鼻炎。因为解剖结构的关联性，不断有人提出"联合呼吸道""过敏性鼻支气管炎"和"全气道炎症综合征"等概念，认为上下呼吸道疾病需要联合诊断和联合治疗，这里面过敏性皮炎因为其症状偏轻，被放到从属位置，顺便治疗。其实，很多时候都是皮炎在先，若是能从皮肤过敏就开始着手预防过敏性鼻炎和哮喘的发生，也有利于控制症状，帮助患者保持身体健康，减少国家和社会的消耗。

湿疹与过敏
——不能分开的"难兄难弟"

湿疹皮炎类疾病是皮肤科最常见的，患者数量总体上约占皮肤科门诊患者的 20%，有时候门诊看诊一天下来，发现高达 50% 患者都是湿疹皮炎类。很多患者来看病或者网上询问，都可能会问医生一句"我这是不是湿疹？"如果医生做出肯定答复，就放下心来，好像湿疹是个特别简单的皮肤病，老百姓自己都可以诊断似的。真是这样吗？

一天中午，一位后勤同事打来电话，她曾经找我看过脚上的瘊子，几次激光治疗痊愈后，就成了熟人。医生在医院也不容易混个后勤的熟人，尤其是没什么交往的人。不过这个同事是个自来熟，有时会带家里做的点心给我尝鲜，所以她的各种亲戚朋友的皮肤病基本被我包了，吃人嘴软。她说带妈妈来，妈妈手上有皮肤病。人都在医院了，就来吧。一会儿工夫，她和妈妈就到诊室了，妈妈操一口江浙的方言，我一个词也听不懂，只能靠同事翻译。妈妈的手上都是密集的水疱和干枯的痂皮，个别地方还有渗出和皲裂。妈妈开了个小吃铺，自己做熟食卖，每天都需要清洗各种猪蹄、猪肚等，手浸泡得时间长，还要接触一些洗涤产品以及一些人工色素，干了一年，手上开始出现皮肤问题。根据临床表现诊断为手湿疹。给她们说了一下可能的原因，建议戴手套干活，治疗以润肤加外涂激素药膏为主。妈妈问我，当地医生有说湿疹的，有说皮炎的，到底是哪个病？还需要做什么检查吗？能不能彻底好？原因一定是和做熟食有关吗？若是继续做熟食会反复发作吗？反复发作会癌变吗？这些问题是湿疹患者常问的问题，我只能用长篇大论来回答。

湿疹一直是病因复杂、容易反复的皮肤科疑难病之一。说其疑难，是因为不容易发现病因，也不容易彻底控制，更容易和其他疾病相互混淆，治疗上也容易因为长期使用激素类药产生不良反应。但是因为其太常见，反而容易让医生和患者都忽视详加追问其本源。

湿疹的定义一直以来也没有得到皮肤学界的统一说法，因为湿疹和皮炎经常放在一起说，有些医生认为不需要严格区分湿疹与皮炎，因为它们共同的现象很多，治疗手段也类似。因此，还有学者认为不应该存在湿疹这个疾病，只是因为人们对病因未能诊断，才会有此说法，甚至有偏激的医生声称，若是一个皮肤科医生诊断皮炎为湿疹，则该医生不是特别合格，而皮炎这个诊断则可以包括所有的非肿瘤性的皮肤感染或非感染性炎症性疾病。若是不明确病因，应该诊断为皮炎。因此国际皮肤病诊断标准名称中，已经取消湿疹这个名称，用"未特指的皮炎"一项代替，仅仅保留了婴儿湿疹唯一的一个带有湿疹字样的皮肤诊断。但是要知道，并不是所有疾病最后都能发现原因的，所以国内大多数医生还是持有保留湿疹这一诊断的看法。

尽管湿疹和皮炎容易混为一谈，但是对于湿疹，有些公认的意见还是能帮助医生区分于皮炎的，如病因不明，形态学有红斑、渗出、丘疹、水疱、脱屑、肥厚、瘙痒等特点及疾病发展的过程，病理学检查发现，皮肤细胞不同程度的水肿都可以初步诊断为湿疹，然后根据发现的具体原因再从中明确接触性皮炎、特应性皮炎、日光性皮炎、杧果皮炎、脂溢性皮炎等。能明确病因或发病机制的则不用再诊断为湿疹。

即便这么说，在目前的常用诊断上，还是有太多名称和湿疹相关，尤其在分类上，因为哪一种分类都不能囊括所有的湿疹皮炎类问题，如按部位分的，发生在小腿的叫小腿湿疹，发生在手的叫手湿疹，发生在全身的就称为泛发性湿疹。但是实在不能提供更多的信息了。还有按照季节分的，按照临床表现分的，相当混乱，对于医学生都是头大的事情，更不用说患者了。每次讨论让我讲湿疹的事情，我都头大，怎么讲，讲什么？因为在书上会见到带有湿疹字样的诊断有20多个，如乏脂性湿疹、创伤性湿疹、瘀积性湿疹、盘状湿疹、手湿疹、口周湿疹、肛周湿疹、小腿湿疹、阴囊湿疹、乳房湿疹、外耳湿疹、外阴湿疹、足部湿疹、腋下湿疹、泛发性湿疹、慢性湿疹、夏季湿疹、春季湿疹、湿疹型药疹、代谢性湿疹、系统性疾病相关性湿疹等，其实有些并不符合湿疹的特征。而有些符合又不被称为湿疹，如癣菌疹、感染性皮炎、苔藓样皮炎、青少年足跖皮病、慢性浅表性鳞屑性皮炎、脂溢性皮炎、自身敏感性皮炎等。课题太大，不好解释，所以目前临床上关于湿疹的研究还多局限于分离出来的各种皮炎，没有一个关于湿疹的确切诊断标准。

所以皮肤科一直有个说法，湿疹是个纸篓，所有不能明确病因但是有渗出、红斑等形态表现的皮肤病都可以扔到里面去，等到发现原因，再一个一个拣出来，对症对因处理。也就是说，连医生还都混乱着、讨论着、争吵着，患者也就别强求区别你的皮肤问题到底是湿疹还是皮炎了。黑猫白猫的，抓耗子就好。湿疹和皮炎的治疗原则区别甚小，所以也不用较真诊断影响疗效一说。等什么时候拨开云雾，发现病因，再来探讨是湿疹还是皮炎吧。

医生会把湿疹分为急性期、亚急性期和慢性期，目的是选择治疗用药剂型，而不是针对病因。不同分期，用药是绝对不同的，急性期用溶液或油类，亚急性期可以用稠些的剂型，如膏霜剂，到了慢性期，非膏剂莫属，因为膏剂可增加对皮肤的渗透性，若是用反了，则无效或者刺激性太大，反而造成疾病的不可控性。

既然说了这么多湿疹的问题，好像还没有一句提到湿疹到底有没有过敏的因素。因为湿疹的病因太复杂不清，过敏因素是否在其中有作用也一直被研究着，但是一旦发现有致敏原接触后发生湿疹，就经常改换诊断为接触性皮炎或变态反应性皮炎。所以该病就从湿疹这个大纸篓中拿出来了，再按照接触性皮炎来诊治。因此，探讨湿疹患者是否有过敏因素是临床上经常进行的诊疗活动，利用各种检测手段来判断过敏情况。当然湿疹还有其他因素，如各种微生物定值或感染、药物因素、内分泌疾病、营养缺乏、皮肤创伤、遗传、精神神经因素等。所以湿疹患者的临床检查多包括斑贴试验、血清致敏原筛查、皮损真菌检查、皮损细菌检查、皮损病理检查、血免疫方面检查、其他化验等。

手湿疹表现多种多样，是湿疹的典型代表，如红斑、水肿、丘疹、水疱、大疱、渗出、浸渍、糜烂、溃疡、结痂、干燥、皲裂、粗糙、肥厚、苔藓化、瘙痒、疼痛、糠样脱屑或大片脱皮等。在判断原因时临床上会选择两种试验，一是斑贴试验，能在 20% 左右的手湿疹患者中发现接触致敏原，如镍、汞、对苯二胺等；二是选择皮内试验或血清学致敏原筛查，可以发现少量患者对真菌等过敏，这些都可以诊断为手接触性皮炎。另外，详细询问病史，根据病史可以判断是否存在刺激因素（接触酸、碱，频繁洗手，环境寒冷、干燥，图书管理员或点钞员等的职业摩擦等），这些又可以诊断为手刺激性皮炎。皮肤检查发现外伤因素、循环障碍等，微生物检查发现真菌或细菌感染，其他检查发现甲状腺功能减退、情绪心理问题和营养问题等，各种原因尽量查明以后，就不再单纯地诊断为手湿疹，根据病因加以处理。而剩下不明原因的，虽只能诊断为手湿疹，但是还需继续观察，尽量寻找病因。其他湿疹同理。但是这些疾病癌变的机会并不多，只是阴囊湿疹有时会是一些癌的误诊而已，腋下湿疹可能是毛囊角化的误诊，所以特殊部位的湿疹，有时需要取皮肤做病理检查。

另一个常见的诊断为手湿疹的疾病是汗疱疹，多对称发生在手足的小水疱，以手指两侧为主要受累部位，目前国际命名为出汗不良，属于非常常见的一种手湿疹，和汗腺本身无关，但常常出现在多汗的手、足部位，因为半数以上的汗疱疹患者伴有特应性皮炎，因此，认为它可能与过敏有相关性。汗疱疹经常在换季或夏季出现，原因与过敏性体质、接触致敏原、微生物的过敏、手足多汗、精神紧张以及胃肠道问题有关。反复发作，水疱疏松或密集，但一定是深在性的小水疱，个别可隆起，直径约 1mm，挤破后液体略黏稠，但清亮无脓。有的患者无任何感觉，有的患者感觉很痒，约一周后水疱干枯，留有脱屑，个别严重的可以累及指趾背和手、足、背。瘙痒重的如能挤出液体，可以立即止痒。激素药膏也可以起到止痒的效果，但是易反复出现。对于这种常见问题，仍旧建议做致敏原检查，并询问病史，是否有情绪问题、睡眠障碍、饮食偏嗜（尤其是喜辣和冷）、其他过敏疾病、家族史、其他慢性感染，如胆囊炎、生殖泌尿系感染等，找出原因可以控制复发。有时候足部的汗疱疹经常和掌跖脓疱病相混淆，后者一般认为是局限性脓疱型银屑病，不是清亮水疱，而是脓疱，但依旧建议做斑贴试验，有 10% 的机会能发现接触致敏原是其主要因素，远离致敏原，不再接触，也就控制了复发。

所以过敏仅仅是湿疹其中的一个原因，虽然比例略高，但也不能一看到湿疹就想到一定是由过敏造成的。湿疹在未明确原因的基础上，原则上不先服用抗组胺药物治疗，而是利用其他方法，抗感染治疗，此炎症不一定是感染性炎症，也可能是无菌性的，外涂激素药膏多为首选，这也是激素滥用的一个缘由，导致很多湿疹患者谈激素色变，明明使用激素会取得很好的效果，但是因为拒绝使用激素，要走很长的路才能控制病情。若是病因和发病机制不清，我们还有一种方法叫试验性治疗，就是大概选择一个方向，按照该方向的原则治疗，若是无效，立即更换方向考虑问题。患者也需要配合医生，提供详细的病史，并且在该做的检查中寻找病因，以期控制病情不复发。

解释完，同事和妈妈满意离开了，我一看时间，也只能接着上下午班了，中午的时间是一点儿都没有休息上……

第三章

别人的美食可能是
你的"毒药"

食物与过敏 ✳

食物是常见的致敏原之一，日本研究发现，特应性皮炎患者发生食物反应的大概占 90.5%。而国外购买的食品包装上往往会有警告语："本生产线同时生产花生"或"本食物含有花生"，表明若是有对花生过敏的，请注意不要食用。也有很多食物，制作出来仅仅提供给对某些食物过敏的人群食用，如无谷胶食品、无蛋白质奶粉等。

虽然食物在临床上是经常被医生和患者怀疑的致敏原，但是往往难以肯定哪一种食物或哪一类食物是引起过敏的确切元凶，如前面提到的桲果皮炎和谷胶过敏等是比较容易被认出来的，但是慢性荨麻疹和儿童过敏经常难以说出哪个食物是致敏原，尤其是在辅食的添加上，经常给湿疹患儿的家长带来严重的苦恼。而经过致敏原筛查检测后，拿着检查单，往往医生也难以回答，因为结果呈阴性的患者往往是一吃就过敏，结果呈阳性的患者怎么吃都没有问题。还有那些不在检测范围的，到底如何分辨哪一个是罪魁祸首，怎么才能让过敏的孩子和家人吃得又安全又有营养又多样化，这还是挺难的。因此，临床上有很多科研项目，一直努力验证一些检测食物过敏的方法和手段，想明确一个结果，能在临床上准确地进行饮食指导。但是到目前为止，即便是激发试验"金标准"也都不尽如人意。

其实在临床上，很难说哪种食物不会引起过敏。以前从没有人认为猪肉会引起过敏，但是在 2015 年发表的文章中指出，猪肉可以引起部分人群过敏，我们科室还将此作为一个主题讨论了一次，毕竟再也没有见过比猪肉还安全的肉类了。而我本人儿时还见过吃大米过敏的患者，只要吃大米，全身就会发红瘙痒，只能把杂粮和面粉当主食，可是到目前为止，尚没有文章发表说有患者对大米过敏，我一直对这个记忆心存疑虑，总觉得是自己做过的梦吧。但是食物不耐受试验中是有大米这一项检查的，所以一定有这样的患者，只是少见而已。我甚至还听说过不能吃鲫鱼，但是能吃鲤鱼；不能吃猪头、猪蹄，但是可以吃猪肉等。孕妇不可以吃桃，因桃、逃谐音，易流产，这应该没有任何科学可靠的解释，以讹传讹，或者古老相传，很难让人相信。但是中西医唯一统一的说法是过敏期间要忌食辛辣食物和酒，因为这两样食物会导致毛细血管扩张，加重皮疹，因此需要避忌，但是在湖南、四川、广西、云南一带，辣椒是每日必备食物，吃了以后也有很多人没有任何原有皮疹加重的不良反应，如何解释？

 小贴士

除了食物过敏，还有其他食物反应。食物过敏仅仅是食物反应的一种，食物反应还包括中毒、恶心呕吐、腹痛腹泻、心慌憋气等一切不良现象。据统计，2%～8%的儿童会发生食物反应，而成人则为1%～2%。食物过敏仅仅是因为食物作为致敏原，通过一系列过敏机制而引起的一种变态反应。不能把中毒等情况简单等同于食物过敏，要严格区分食物霉变等情况引起的毒性反应。

　　一些食物本身没有致敏原特性，但是可以直接引起组胺释放，如鱼、虾会引起皮肤荨麻疹。若是鱼虾腐烂，还会产生一些活性胺，直接引起皮肤血管扩张，导致皮肤发红，呈酒醉样。这些也大体归于食物过敏类，但不属于变态反应机制引起的食物过敏。另外，因为人体本身酶或转运缺陷等，可以导致类似过敏的反应，如乳糖酶缺乏的人如果喝牛奶，则容易腹泻；葡萄糖或半乳糖吸收不良引起的腹泻，可以导致新生儿死亡；果糖吸收不良会引起腹胀、腹泻。这些属于食物不耐受或其他食物反应。但是到目前为止，还不知道为什么会发生食物过敏。有些食物本身不会引起过敏，但是经过"加工"后就会致敏，比如野菜导致的日光性皮炎。也有些人是因为对花粉过敏，而某些食物和花粉之间有交叉过敏反应，可能对苹果、胡萝卜、菜花等过敏。有些食物则不通过食入，皮肤直接接触也会引起过敏，比如杧果、土豆、山药等。

　　食物引起的过敏多见快速反应和迟发反应两种，前者表现为荨麻疹，食入过敏性食物后，数分钟到数小时就发生荨麻疹等反应，严重的还会发生过敏性休克，尤其是坚果类引起的休克，这些反应多在一天内随食物代谢而消退。后者表现为湿疹等反应，常在 2 ~ 3 天内发生，可能由于食物的代谢产物而引起的反应。因此，在门诊询问医生关于食物过敏时，建议把最近 3 天所有吃的东西尽量都要考虑进去，不要自行先判断以取舍哪个要说给医生听，因为患者认为与症状无关的食物并不意味着不会引起过敏。给医生详细说明，以便于医生判断。

　　当然，医生判断是否食物过敏时，也有一些经验可循。

　　第一，会从常见的易过敏的食物中考虑，比如同时吃了猪肉和羊肉，羊肉一定优先被考虑为致敏原。

　　第二，根据患者服用的频度，不经常吃的食物要优先考虑为致敏原，如不常吃的腰果常常是致敏原。

第三，根据患者反复发作前服用的食物相同度或相似度，如每次发作前都是吃过海鱼，则优先考虑海鱼为致敏原。

第四，需要摸索一般规律，比如杧果集中上市的季节，此时杧果皮炎多发；夏季食用野菜后日光性皮炎也较冬季多见。

第五，可以做致敏原检测。

目前公认的食物过敏的"金标准"是 DBPCFC，即双盲安慰剂对照的口服激发试验，但是操作过程复杂，费用高，试验前需有一定时间的饮食规避，试验中有可能激发过敏性休克的风险，而且对多重敏感的儿童也不能给出合理的解释。还有其他的方法来诊断食物过敏，常用的就是抽血查食物特异性 IgE，但因为多种原因，结果常常与临床不符，仅供参考。另外一种方法是皮肤点刺试验，而儿童多恐惧注射，因此做的人也不多。实际上，临床医生常建议患者使用简易激发试验进行自我检测。

若是怀疑有食物过敏，但是不能确定，要在不用口服药，但是可以外涂药物治疗基础上，先将可疑食物从食谱中去除，若是病情好转，则高度怀疑，若是再次食用后皮疹加重，一般就会被认为是对该食物过敏或不耐受。

若是可疑食物太多，检测的方法就复杂了，先将饮食控制得尽量精简，比如连续 3 天，每天仅仅服用大米、猪肉、黄瓜、冬瓜、苹果和梨，菜中不放辛辣调料，多以盐调味，3 天后，每天加一样食物，包括调料，等发现皮疹出现，或者原有皮疹加重，则记录添加的那样食物或调料，待皮疹消失或减轻，再次服用，若皮疹仍是出现或加重，考虑为可疑致敏原，暂时停止接触 3 个月。这是个非常需要毅力的工作，虽然危险性不是很大，但是仍旧需要注意，有过过敏性休克的患者，尽量不要自行测试，也不要对以前曾经引起过敏性休克的食物进行自我测试，已经明确的有反应的食物更不可以测试。

临床上还有食物不耐受检测。和过敏不同，有些不耐受仅仅是因为体内酶的缺乏等原因。此项检测在消化科和儿科保健中用得多，在皮肤科门诊用得少，国际上对此项检测也有争议，尚不能达成统一意见。检测后发现食物不耐受，根据检测呈阳性结果的强度，可以在停止接触该食物后的 3～9 个月再次接触，就可以耐受，或者可以从少量接触开始，逐渐引导身体耐受该食物，如前面提到的牛奶，因为体内乳糖酶的缺乏，若是饮用牛奶，会造成腹泻和胀气，但是很多人可以从每天喝几汤勺牛奶开始，饮用量逐渐增加，最后可以每天喝 500ml 而不腹泻，说明体内乳糖酶逐渐被诱发出来，逐渐增加其在体内的含量用以分解牛奶。食物不耐受和食物过敏相类似，但不全相同，不可认为做了不耐受检测就可以代替过敏检测，食物不耐受检测目前在敏感婴幼儿辅食添加的过程中有一定参考作用，在判断过敏食物中也有一定帮助。

还有一个有趣的现象，过敏食物被食入体内不一定引起过敏症状，还要考虑患者当时的身体状态、是否服用抗过敏药物等，因此，有时明知道吃的是过敏的鱼虾，却侥幸地不发生过敏，这也是临床常见的现象，造成很多医患的迷惑。

另外，有些过敏的食物，等患者不再接触 3～5 年以后，再次食入，很神奇地不会再发生过敏反应，这表明患者可以耐受该食物了。有些甚至更快，6～9 个月就可以耐受。因此，也不是一定要和美食说再见，过几年，真的可以再见见。当然，最痛苦的是有些患者欣喜着终于生活回归美好，大快朵颐了一下，结果因为食入太多，又引起了过敏，那就还需要再等上 3 ~ 5 年。两地分居，小别聚会时还需要矜持点儿。

食物过敏所有的难点都在判断是哪类食物引起的过敏上，而治疗则无新意，仍旧是尽量不接触致敏或可疑致敏的食物，根据皮肤情况选择相应的治疗方法。当然，随着过敏性疾病不断增多，为避免消费者发生食物源性过敏，尤其是严重的食物诱发的过敏性休克，不少国家明确要求在食品包装标签上增加"过敏提示"或"警告"，甚至在生产过程中使用了同一生产线的，也要一一列出。我国也正在逐渐执行这个标准，易过敏人群购买时尽量寻找该标识。

杧果等水果吃的方式
不对就会引起过敏

　　春季的杧果是应季水果，朋友从海南出差回来，给我和另一个朋友 Q 带回来从农民伯伯地里亲手摘下来的海南杧果。除了葡萄，我是最爱吃菠萝和杧果的，接过来马上美滋滋地啃了 4 个小杧果和一个大杧果，小的比大的好吃，确实地里摘的比超市买的好吃，嗯，还有，别人送的比自己买的好吃。我本人偏懒，给朋友带礼物从来都是小物件，比如唇膏、口红、丝巾等，那么重的杧果，我才不会带。

　　第二天晚上，正美美地做着面膜，淡化一下因为夏季到来阳光暴晒挡也挡不住的紫外线造成的雀斑，听着有个微信的声音，我也没有理，眼皮还蒙着呢，不要以为眼皮上就不长斑，防和治都不能留死角。一会儿，电话响了，摸索着接了，Q 的声音传来："你看我给你发的照片了吗？""没有，我做面膜呢。""别臭美了，江湖救急。我小侄女，脸上全红了，说痒，看看咋回事。""看看，内科大医生也不会看皮肤吧，那些老师教的知识都哪去了！"仍旧是损友间的调侃。"我知道是过敏，但是帮着看看致敏原是啥。""等着，我先看看图片。"我把面膜从眼皮上拨下来一些，翻看她传来的微信图片。一个四五岁的女孩儿，面部以口为中心一片发红，颊部和下巴最严重，唇红部皮肤也红肿脱屑，整个皮损边界红色逐渐减淡，界限不是很清楚，到鼻子和颧骨处皮损就消失了，有轻微水肿，没有水疱，放大照片看有密集的小丘疹。照片显示属于比较典型的接触性杧果皮炎。我明白了，昨天的新鲜杧果估计进了这小家伙的肚子比较多。我回拨电话："你是不是把昨天的杧果给孩子吃了？"

"你咋知道，我侄女这一段时间和我妈在我家呢，昨天我拿回的杧果，她一个人就吃了 3 个。""我还知道，今天她去晒太阳了。""对啊，去了公园了，下午就是因为脸红才回来的。""据贫道掐指一算，你这个姑姑懒，没把杧果切小块，孩子吃糊了一脸吧。""嘿嘿，别卖关子，到底咋回事？""还不是你懒得切杧果造成的，孩子的脸是啃杧果后，接触到了杧果皮的汁液，又加上日晒因素，造成的杧果皮炎，属于接触性过敏的一种。若是单吃杧果，不晒太阳，一般不会发生过敏症状，或者吃杧果，切成小块，用叉子直接送入口，即便日晒，发生皮炎的机会也非常小。你这侄女属于两个原因都占了，所以才会出现症状。还有啊，你这侄女应该不是第一次过敏，所以这次才发生得这么快，第一次应该有个致敏期，大概一周。不过这个病治疗很容易，凉水湿敷，外涂一些氧化锌，1～2 周就恢复了。如果想快些恢复，可以用 3 天尤卓尔或艾洛松，这两天避免日晒。预防方法是以后吃杧果，一定切小块，直接进嘴，别吃成个小花猫，有些水果还容易造成交叉过敏，比如哈密瓜。"

"谢了。"

杜果皮炎目前在北方已经不是少见病，随着社会的发展，南北交通的通畅，南方水果在北方上市已经非常普遍，我们冬天吃的西瓜也不再是稀客。春天一到，菠萝、杜果、荔枝、山竹就一个接一个地上市了，充填着、丰富着市场，而孩子们尤其喜爱这些热带水果。我一直不明白，为什么我周围的孩子们对于火龙果那么热爱，无论是白瓤还是紫瓤，多数火龙果一点儿味道都没有，他们却视之美味无比。有一个同事的孩子，从两岁开始每天一个火龙果，一直吃到14岁，估计买火龙果的钱也是一笔大开销。但是其中有些水果可以引起皮炎，之前说过草莓过敏，但是从临床上看，杜果皮炎应该是最常见的水果类过敏性接触性皮炎。治疗简单，重在预防。

杜果过敏患者本身是特殊体质，该体质没有发现有遗传规律，只能靠皮肤反应和经历来判断。患者对杜果过敏主要是对杜果的皮、杜果树汁、树干、茎叶过敏。杜果的成分中含有单羟苯或二羟苯，容易引起过敏，未成熟的杜果中含有乙醛酸，容易刺激皮肤黏膜。对特殊体质的人，建议避免接触杜果的树干、茎叶，尤其要避免接触到杜果树的汁液，因为汁液所含有的致敏原最强。杜果皮炎临床表现为以口为中心的红斑，其上密集小丘疹，甚至小水疱，有泛发的可以通过手的播散累及眼睑、结膜、阴囊等处，感觉刺痛和干痒。我一般建议患者吃杜果时不要接触果皮，尤其不能啃得满脸黄汁。如果要吃杜果，一是要多削去一些靠皮的果肉，靠皮的果肉中单羟苯或二羟苯含量高；二是要把杜果切成小块后，用餐叉送入口中，不要接触面部皮肤和唇部；三是少量食用；四是晚上吃；五是吃八分熟以上的杜果。做到以上五点可以减少过敏和刺激的发生。一句话，像真正的淑女用餐那样吃熟的杜果。但是偶见对果肉过敏的，则终身不要食用，否则过敏会一次比一次加重，甚至会导致休克。杜果过敏还会伴有其他水果的交叉过敏，最常见的交叉水果是哈密瓜，也多是因为乙醛酸的刺激。

吃面筋过敏的
主要是南方人

　　同事出国开会，给大家带回了很多小礼物，也有一些小食品。医院的吃请是约定俗成的，请客都是医生请护士，老医生请小医生，主任请大家，全部是自掏腰包。若是数额巨大，超过 500 元，或者是外出游玩，就是医生们均摊，当然主任出大头。出国的礼物要么是特色小食品，要么是特色小饰品，我曾经连续 3 年带给大家的都是唇膏，好买好带不占行李，也算是懒货一枚。

　　护士小 W 刚从护校毕业，来到我们科室实习，正赶上这个"盛况"，见大家一拥而上，挑选自己心仪的小礼物，她因为是新人还不好意思，我就扔过去一袋小食品说："打开大家吃。" W 拿着包装，找可以下手撕开的地方，忽然叫我："袁大夫，你看，××大夫给我们买了糖尿病患者吃的食品，这个包装外面标的不含糖。"嗯？我一愣，不会吧，估计买太多搞混了，可能是 ××大夫给家里长辈买的，拿错了。现在社会糖尿病发病率太高，经常家里老人有糖尿病，因此带吃的东西得是无糖的。"先别打开，我看看。"我制止 W 的动作，拿过包装，一看，全是英文，但是有一个很大的标识写着"No gluten"，找半天也没有不含糖的标识，我问 W："你是不是看到的这个？"我指着"No gluten"问她，W 点头，"是啊。""傻孩子，翻译错了，这是无谷胶的标识。有些人谷胶过敏，只能吃这种面食，哎呀，××大夫去的哪个超市，还能专门买到这个食物。叫她过来，问问是不是给错了。"W听说她看错了英文，不好意思了，一扭头出门喊人去了。一会儿××大夫进来，我示意给她看："你是不是想给谁买这种不含谷胶的食物，混给我们了？""哦，我忘了说了，我这次去，看到超市一角有专门卖无谷胶饮食的，想着大家都没怎么接触过这类食品，都是从书上听说或患者说的，就买了一袋回来，给大家看看，有个感性认识。"看看我们的医生，不断地用实际行动丰富我们的服务内容。"打开打开，尝尝，无谷胶食品什么味道。我以前真还没有见过呢，只是纸上谈兵。这个东西可不是满大街都见得到，国外也不容易买到呢，挺贵吧？"我拿了一块儿，边吃边问。"挺贵的，这个要 6 美金呢。其他都 2 ~ 3 美金。""听说无谷胶食品也是差不多被垄断了，没有几家能生产，所以贵。""不知道啊，反正是贵些。""味道还行，不难吃，也没有什么特殊感觉。""应该是吧。我也没吃过，我也尝尝。"××大夫也吃了一块。看见我们没啥话，W插话了："××大夫，我刚才犯错误了，我把谷胶单词看成葡萄糖的单词了。"她一说，我才反应过来，可不是，"Gluten, glucose"，后边的是葡萄糖，若是猜单词，我也得往糖那边猜。英语和汉语都是猜着读音理解意思，不可能所有单词都认得。"谷胶是什么啊？""谷胶就是面筋，我们不是有个小吃叫炸面筋吗。用面粉制作食物，若是想口感劲道，必须揉或醒，使面筋发挥作用。高筋粉就是揉出来或者发面发出来，弹性特别好的一种面粉，还有低筋粉。当然谷胶也叫麸质、谷蛋白等。但是有些人吃不得谷胶，容易腹泻和患皮肤病。这种病原因是对小麦、燕麦或黑麦中的谷蛋白或麦胶蛋白不耐受而产生的多因素、多基因遗传病。"

"到点儿了，快收拾干净，等护士长来，看屋子这么乱，大家都得挨批。"护士长除了管理护士，还是大管家，卫生管理尤其，人走桌面清，给她看到这么乱，我们都得吃排头，医生也怕护士长。

接待的第一个患者，男患者，26岁，写的是法国人，进来一看，是中国面孔，直接和我说："大夫，我想查我是否谷胶过敏。"啊？怎么刚吃完无谷胶饮食就来这么一位，难道冥冥之中有神秘联系？我心里笑个不停，这也太凑巧了。

"为什么要做这个检测呢？你有皮肤问题吗？"

谷胶过敏在皮肤科常见的是伴有疱疹样皮炎，非常有特征性的一类大疱病。

"我妈妈对谷胶过敏，刚在法国诊断出来，我想我也应该检测一下，毕竟这个情况有遗传，但是我没有皮肤问题。"

噢！原来是一个海归，"你的国籍是中国吗？""是的，祖籍是福建。"谷胶过敏有地域性，在中国常见的对谷胶过敏的是南方人。

"那你现在有什么不舒服的感觉，特别是有没有腹泻，或者健康体检发现过什么异常？"

"我没有任何不舒服，前年入职体检没有异常。"

"那你妈妈有什么不舒服？她很容易拉肚子吗？她有皮肤问题吗？"

"她经常不舒服，每天吃很多的药，我也不知道详细情况，皮肤情况我也不知道。"看来这个儿子是不清楚母亲的问题的。

"那你吃面包等面食有什么不舒服吗？"

"以前都没有，但是我这几天有，胃不舒服。"

嗯？妈妈刚查出来对谷胶过敏，他就开始胃不舒服，明显是情绪造成的，谷胶过敏哪能这么简单地表现为胃不舒服，或者说多数谷胶过敏患者并不是表现为胃不舒服。

"我不认为你的胃不舒服和谷胶有关。"我直言不讳，"毕竟谷胶过敏一般是有其他表现，如腹胀、慢性腹泻、呕吐、便秘等。而且多数是表现为大便性状异常，尤其是恶臭，有油一样的东西排出。幼年时会因为营养不良而生长缓慢，甚至体重不但不增加反而下降。加上情绪问题，多数表现为脾气暴躁，容易发怒。成人发病则多种多样，有无症状及关节痛等和胃肠道无关的表现。"我对他进行了一大通科普教育。

"你妈妈确诊对谷胶过敏，这个病的遗传倾向还是很大的，遗传学就是概率学，你得这个病的概率比较高，因此还是有必要尽早检查一下谷胶抗体。但是我要告诉你的是，据我了解，目前在北京，没有哪家医院可以做谷胶抗体检测，我们用的是大麦和小麦的 IgE，一般情况下这两个值升高，可以高度怀疑对谷胶过敏。但是诊断的金标准是小肠绒毛活检，这个检测因为有创性且比较复杂，只有在非常需要的时候才会进行，我肯定不建议你去做。"

小伙子不说话，看着我，眼睛转啊转，在消化我说的内容。过一会儿说道，"我还是查血吧，小肠活检听着太恐怖。血的结果如果呈阴性是不是就能说我一定不是对谷胶过敏，如果呈阳性是不是说我一定是对谷胶过敏？"这绕口令绕的。

"非常遗憾，呈阴性不一定说明谷胶不过敏，毕竟我们测的是大麦和小麦，不是提纯的谷胶蛋白抗体，而且即便是谷胶特异性抗体检测呈阳性，也有 1% 的可能不是谷胶过敏，而阳性也可能由于那 1% 的假阳性引起。所有的检测结果一定要和临床相关联，如果没有临床症状，单纯从血的结果判断，是不可以直接下结论的。"我也不知道我把患者绕乎明白没有，要想把这通知识说得清楚，对我也是个考验。

因为谷胶过敏在成人中的临床表现多种多样，很容易被误诊，尤其是对它特征不熟悉的医生，想不到就测不到。当然，若是从小就对谷胶过敏，因为乳糜泻和生长发育缓慢，会提示医生往谷胶蛋白过敏上思考。谷胶致敏原来在西欧人中发生率比较高。而近年来随着诊断技术的进步，新发现的患者越来越多，现在统计出在美国的发生率为 1% 左右。不知道是不是因为我们尚没有很丰富的经验，检测手段也不是很可靠，因此，中国的人群属于"低发生率"，但若是有明显的遗传因素，按理说不应该那么少。当然，国内的谷胶过敏常见于南方地区，可能还有北方食用大米多、南方食用面粉多的缘故。

> 我开了大麦、小麦的致敏原筛查化验，护士带小伙子去抽血了，两天后结果回报，呈阴性，我给小伙子打了个电话，告知结果，结果小伙子说，为了明确他是否谷胶过敏，决定回法国一趟，他妈妈已经给他安排了一个全科医生，结果会很快出来，不耽误他在北京的工作。哎哟，好执着。我就想不明白，都这么大了，又没有任何不良症状，哪用这么急，总有回法国的一天，可以顺便就做了，毕竟暂时不吃面食在中国还不是太难的。因为就粮食而言，谷胶存在于小麦、大麦和燕麦的面粉中，在其他粮食原料中并不存在。除了面包、面条、蛋糕、馒头、包子不能吃（好像挺多的了），我们可以吃大米、小米、玉米，还有豆类和其他杂粮也可以。不过确实难为一个外国人了。

到目前为止，谷胶过敏是无法治疗的。幸运的是，只要不吃含有谷胶的食物，也就是不吃面类，它就不会发作。但是国外以面包、蛋糕、通心粉、比萨饼为主食的人，是很难接受无面饮食的，这就是"无谷胶"食品出现的原因。但是现代许多配方食品，或者其用同一生产线的食品，可能含有各种来源的原料，其中就可能含有一些谷胶。谷胶过敏患者对谷胶非常敏感。普通小麦面粉中含有百分之十几的谷胶已经太高了。FDA（食品药品监督管理局）曾经在 2007 年发布了对"无谷胶"食品包装的标注要求，规定含量不超过 0.002% 才可以称为"无谷胶"食品。除此以外，英国、澳大利亚、韩国都有食品标注。我国和日本属于"低发病率"国家，暂时未见有该项标注。

 小贴士

对于无谷胶食品，目前仅有几个公司能生产。意大利在此方面技术比较领先。因为在意大利，大概 1% 的人口需要无谷胶饮食，人们普遍在 6 岁的时候都会接受乳糜泻病的检查，以尽早发现是否谷胶过敏体质，尽早开始无谷胶饮食。意大利腹腔学会致力于为无谷胶生活服务，并且也帮助那些在意大利生活、工作或度假的外国人。

有些人吃野菜后
"见光死",
还有些人不吃野菜
也"见光死"

周末过了一个难得的双休日。医生一般都会超时工作,除了平时超过 8 小时的工作,节假日能踏踏实实休息的并不多,值班、加班是常事。每个月,若有一个双休日两天都能和家人在一起,我觉得是最幸福的事情了。

周一早上,正背对着门吃早餐,早来的小护士们叽叽喳喳地聊八卦,我也偶尔插一句嘴,从她们的八卦中可以了解目前的社会热点,都不用去看新闻。

突然身后递过来一个纸袋,小 Z 的声音出现:"我给大家带了点儿云南特产小吃。"一回头,小 Z 姑娘面部蒙着一层纱巾站在我身后。"哟喝,从云南回来还变风格了,成了少数民族了。"和睦家医院的文化之一就是工作、生活两不误,休假的时候死命地玩,工作的时候也拼命地工作,和睦家也不提倡为了工作,多少年不休假,全奉献,或者三过家门而不入。有些人还会定期去肯尼亚看动物迁徙，去新几内亚看海底世界，当然献爱心的时候更是积极踊跃，志愿者工作是生活的一部分，比如定期去孤儿院给患儿诊疗，每年 4 次无偿献血活动等。职工们每年的 15 ～ 20 天假期除了探亲，基本上就是旅游，会生活才会工作，因此，我们不定期地就会尝到各地的风味小吃或收到手工艺品小礼物。

"你可别笑话我了，我倒是想当个少数民族，你看看我的脸。"小 Z 边说边解下纱巾。

"哎呀，肿成个小猪头了，这是怎么了？"小 Z 的面部全都肿胀起来了，眼睑尤其严重，一只眼睛都快没有缝了，红彤彤的一片。

"我前天下午开始觉得脸烫，以为是化妆品过敏，但是最近我也没有换品牌，一直用着以前的，你不是告诉过我们，选择一款合适的护肤品就别更换吗，我都快两年没换了。现在症状越来越重，昨天从云南飞回来就已经有些肿了，今天早晨起来，眼睛就有点儿睁不开了。我湿敷了一下，感觉管点儿用，但是不知道原因，有啥方法让我快点好。路上怕吓着人，只能带个纱巾。你给看看，今天该上班了，我这样还不得给患者吓死啊。"

"估计会吓哭小孩子，让我看看。脸肿了，脖子 V 区也红了，还有哪儿？哦，手背也有点儿红了，身上呢，撩开衣服我看看，身上没有，腿和脚呢，腿没事，脚背也红了。还好没出水疱，嗯，你这个应该考虑和日光有关，但是不全是日光的因素，最近去云南吃什么了？"

"全是云南小吃、米线、汽锅鸡、饵丝、各种花、各种菜，还有野菜。"

"什么野菜？""记不住，就知道有个野香菜。""哪天吃的野菜？""周五中午，我们去了一个农家饭庄，点了几个没见过的菜，老板说是特产的野菜，其实也没有啥特殊味道。"

"你以前吃过野菜吗？""没有。""吃完以后晒太阳了？""周五那天太热了，我们去爬山，没坐缆车，走上去的，根本防不住晒。我涂了防晒霜，擦汗全都擦掉了，戴帽子太闷，就没怎么戴，当天下午就觉得脸烫得很，我以为是晒的，回来以后涂了芦荟胶，晚上感觉好点儿，但是周六没怎么晒，脸又开始发红、发烫了，我本以为是护肤品过敏呢，但是手脚也红了，就怀疑不是护肤品引起的，没敢在当地看，就等着回来找你呢，今天就严重成这样了。"

"好了，病情基本清楚：野菜导致的光敏性皮炎。"

"啥，野菜也能过敏？"小Z瞪着睁不开的眼睛。

"啥都能过敏，我还见过大米过敏的呢，少见和常见的区别而已。野菜过敏是不少见的，但是需要加入日光因素，单纯吃野菜不至于发生过敏，但是吃的量大并且合并日晒因素，可以导致过敏发生。严重的还会出人命。这也是人类几千年来为什么一直把野菜当作野菜，而不当作家常菜的原因，不是所有动物都能当作餐桌食品，因为味道不一定好吃，野菜之所以是野，也是因为味道因素或毒性因素不能作为家常菜。但是也有些家常菜对特殊体质人群来说属于光敏性蔬菜，比如油菜。"

"袁大夫，一般都有什么野菜可以导致过敏啊？"

"最常见的光敏性蔬菜有灰菜，其他包括紫云英、雪菜、莴苣、茴香、苋菜、荠菜、芹菜、萝卜叶子、菠菜、荞麦、香菜、红花草、油菜、芥菜等。除此之外，还有其他的光敏性物质，都可以在日光诱导下引起皮肤反应，包括光敏性水果，如无花果、柑橘、柠檬、杧果、菠萝等；光敏性海鲜，如螺类、虾类、蟹类、蚌类等；光敏性接触物，如染料、沥青、焦油，一些护肤品的香料和防腐剂、苯胺及苯胺类衍生物；光敏性药物，如西药的四环素族、灰黄霉素、磺胺类、氯丙嗪、雌激素等，以及中药的补骨脂和白芷等，因为同样含有或多或少的光敏物质，口服或外涂以后经过强烈的日光照射，引起皮肤反应，接触后也需留意。"

"那有没有不是我这样的反应的？"小Z的求知欲很旺盛，顶个小猪头还有这么多问题。"你的皮肤表现很典型，一般都是接触光敏物质以后，经过强烈日晒，皮肤发红、肿，严重者可以有水疱，重点是都在日晒部位或者说暴露部位出现，像你的手脚也发生皮疹，就是这种情况。特别严重的可以延及非暴露部位。眼睑位置的肿胀多较重，伴有皮肤的灼热、刺痛或瘙痒感。"

"多久能好？"

"不再接触这些光敏物质，避光，一般7～10天，等身体把光敏物质代谢完也就好了。"

"那我需要治疗吗？""这么肿，还是治疗吧，缓解症状，省得那么难受。按照一般过敏处理即可。若是有水疱，还需要口服激素。"

"我可不想口服激素，还是进行一般过敏处理吧，先冷湿敷，再外涂氧化锌，口服抗过敏药，这个我知道。""不错，皮肤科基础知识学得挺扎实。"

"那是，在皮肤科工作这么多年了，一般原则我还是学得很好的，可以当半个大夫了。哎，袁大夫，你说我要是吃点儿泻药，加速排出怎么样？""不怎么样，多喝水就好了，为什么吃泻药，不知道好汉挺不过三泡稀吗？是药三分毒，而且腹泻会造成身体免疫力下降，对过敏恢复没有什么好处。但若是发生便秘，需要及时处理。"

"哦，没有便秘。那我冷湿敷去了。我还得和护士长说一声，今天给我安排个不用见人的活儿，尽量别见患者。"

"你可以见患者，以身说法。"我朝着向外走的小Z笑道。

"你饶了我吧。还有一个问题。"小Z回转身道，"我以后还能不能吃野菜了？""能啊，选择晚上吃野菜，一两天别晒太阳就不过敏了。""万一我是那种特殊体质呢，一吃一晒就过敏，还有就是会不会导致其他什么光敏物质都不能接触了？""你也说是特殊体质，毕竟是少数，以后可以尝试。你以前吃油菜、芹菜、苋菜没有发生过光敏反应吧。""没有，天天吃也没有反应啊。""所以说，偶尔一次，估计是吃得太多且不是常见的野菜，加上云南阳光太热烈造成的，北京哪里有那么大的太阳啊，即便有，我们都在室内工作，也很少能像度假那样享受。"

"说得也是。不管了，以后吃野菜，我晚上偷偷吃，两天不晒太阳。为了满足人生的口腹之欲，一切都可以克服。""一个野菜，不至于，一辈子不吃又没有影响。""不行，我的人生目标：读万卷书，行万里路，吃万种食物，穿万件衣服，看万般美男。""目标好远大啊。"一屋子的人都哈哈乐了起来。

随着人们生活水平的提高，菜篮子越来越丰富，靠野菜为生的人越来越少，因此，野菜导致的日光过敏发生率有过很大程度的下降，但是随着农家院的兴起，人们饮食的多样化要求，也可能有忆苦思甜的意思，发病率又有所提高。春夏季节，经常在门诊见到吃了野菜经过日晒后出现皮疹的患者，治疗也很简单，按照一般过敏处理即可。主要治疗则是远离致敏原，不吃或不晒就没有发生过敏的机会，因此，若是真想要忆苦思甜，请注意一下，少食且食后少晒太阳即可。多数患者的病情不会那么严重，有问题及时就医，尽早控制。

还没有到开诊时间，小 Z 脸上敷着冷毛巾又进来了。

"袁大夫，忘了问你，我会不会以后不吃野菜，也发生日光过敏啊？"

"一般情况下不会，因为过敏的原理不一样。野菜等属于光敏物质，通过口服或接触人体，其中的光敏成分在日光照射下诱发皮肤反应，而单纯的日光过敏，是皮肤对日光中的紫外线产生的过敏反应，两者不是一个原理。虽然都有日光的作用，但是前者是普通的日光，后者是紫外线。虽然发生的皮损都在暴露部位，但是皮损性质不太一样，野菜等引起的以红肿、灼热为主，紫外线引起的一般是小丘疹、小水疱，以瘙痒为主，很少有很严重的红肿情况，而且紫外线引起的过敏有叠加现象，越晒皮损越重，面积越来越大，冬季可能就消失了。你看北京夏天街头，经常有人穿着白色的披肩样的布巾骑自行车，还有人戴着长袖白手套，甚至墨镜、口罩、大帽子全副武装，可能是怕晒黑，但是有一部分人是因为晒了以后出现过敏，不得不防。当然也可能是明星哈。"

"那为什么日光过敏都是成年人多见？""这个还没有研究清楚，多数人日光过敏也是经过 1 ~ 2 次的过度日晒，尤其是晒伤后，才逐渐出现皮疹，一开始多是胳膊外侧出现一小块儿瘙痒性小丘疹，一挠爱破的那种，晚上瘙痒就减轻，甚至会自行消退，但是随着日晒次数的增加，皮疹会越来越重，越来越痒，也不能自行减轻了，这时候患者才想着来就诊，所以 1/3 ~ 1/2 前臂外侧皮肤受损，而且皮损有些抓痂和肥厚是门诊医生常见的皮损症状，我们很少见到早期的皮疹。有些人在面部、脖子 V 区、颈部后面、小腿前方、脚背上也可以出现皮损。和晒伤不同的是，这些过敏皮损边界是不清楚的。细看会有小丘疹、小水疱、抓痂和苔藓化同时存在。"

"好多患者都不知道什么是苔藓化，这个名词太专业。"

"就是皮肤有点儿厚，皮纹有点儿明显，皮肤颜色有点儿深，像石头上长的苔藓的感觉，每次给患者解释也觉得这个词确实太专业化了。"

"我知道很多皮肤病和日光敏感有关，比如红斑狼疮。"

"学得不错。日光敏感和日光过敏不同，日光敏感包括了日光过敏，它们不是一个病，但都是一个病群，从日晒伤、光老化、日光性皮炎、日光性荨麻疹、多形日光疹、慢性光化性皮炎、痘疮样水疱病到陪拉格、卟啉症、皮肌炎、红斑狼疮，一个比一个重，还有急性和慢性之分，遗传和非遗传之分，光敏物参与与否，原理有相同，也有不同，但是都和日光相关，我们称之为日光相关性皮肤病。一旦明确与日光相关，都需要避光。尤其是日光加重后能引起严重后果的疾病，如着色性干皮病，若是不注意防晒，4 ~ 5 岁的幼儿就可以得皮肤癌了。"

"哦，天啊，真可怕。那如何能确诊是日光敏感呢？"

"问题问到点儿上了。要详细问病史，包括日光暴露情况，日光暴露和出现皮疹的间隔时间，季节差异，衣物遮盖等防晒后的反应，有无使用一些光敏物，有没有既往病史，有没有家族史。

仔细体检，包括皮疹分布、形态、伴随症状等。还包括其他情况，如发病年龄、职业、娱乐活动（是否户外活动多）和用药史。当然，不能不提到实验室的检查，除了证明性的，还有除外性的、鉴别诊断性的，包括免疫学检查、病理检查等，证明性的是光斑贴试验和最小红斑量测定，光斑贴试验是明确诊断光过敏性皮炎的最佳手段。但是因为需要特殊光源，检测方法略复杂于普通斑贴试验，又因为一列致敏原在测试过程中始终避光，另一列避光后又照光，需要来医院操作两次和判读结果，很多患者不容易接受这个测试。因此，在临床上仅有很少的医院可以操作光斑贴试验。"

"万一是日光过敏，治疗上该注意什么？"

"防，防得住就好了，就不用治疗和日光相关的部分。"

"那万一防不住怎么办？"

"你这个问题和患者常问的一样，"我乐了，"经常有患者被诊断为日光过敏，却说防不住，因为要晒日光得到维生素 D；因为要锻炼打高尔夫球；因为度假一定要去海岛，各种奇葩理由。防不住就得用药控制症状。有研究表明，经常口服 B 族维生素，因其中含有烟酰胺以及胡萝卜素，可以提高对紫外线的耐受力。还有一些药物，如氯喹，可以治疗红斑狼疮等。这个要根据临床诊断及相应的症状来选择。若仅仅是前臂一点儿皮疹，一般外用激素药膏控制瘙痒，减轻皮损就好了。轻者冬天就好，万一发展成慢性光化性皮炎，还需要更耐心的治疗。但是最好是防住，就如同感冒。"我还是愿意拿感冒举例，"明知道寒流肆虐，流感流行，还要光着膀子穿梭在密集的人群中，不是等着得感冒又是什么？大多数疾病原因都不清楚，好不容易有一个原因清楚的，又不针对病因处理，非得针对下游，这是什么道理。世界上就没有真正能随心所欲的事情，若是癌症能明确地知道病因，还有谁不避开呢？难道就因为皮肤病一时半会儿要不了命，就心存侥幸，期望奇迹发生在自己身上吗？这可要不得。在疾病中要充分考虑到权衡利弊得失，包括治疗上的选择。像着色性干皮病的患者，确诊以后没有防光防得不好的，不然就反复，得皮肤癌。"

"哎呀，我又不是病人，就问问嘛。"小Z吐了吐舌头。

"对于疾病，很多人都有侥幸心理，没有发生之前认为自己一定不会发生，发生之后认为一定有办法治愈，从不尊重敬畏生命，也对医学发展没有客观的正确判断，期望过高，这就是目前医患关系紧张其中的一个因素。"

到点儿了，不聊了，开诊。

其实我还没有说完，有些医学技术和光有关，比如我们临床上治疗白癜风和银屑病等采用的紫外光疗方法，医学美容采用的光子嫩肤方法，都因为全部或部分采用了可以引起皮肤光敏感的紫外光波长段，引起医源性光敏感。因此，我们在临床上选择这些治疗手段之前，都要仔细询问患者有无光敏病史，若是有，则一般不建议采用此方法。但若是患者不清楚，或者之前没有发生过光敏，在治疗过程中，需要仔细评估每一次的疗后反应，以尽早发现光敏症状，及时停止治疗，以免加重过敏表现，还要同患者说明，一旦采用光疗法，平素就要注意防光，包括治疗部位和眼睛，不然累积伤害不可预估。

但是在临床上总能遇到患者和医生藏猫猫。我曾经有过一个激光美容患者，咨询后，患者采纳了点阵激光治疗的方法，我交代了激光术后的注意事项，特别强调了不可暴晒，平时外出尽量用各种方法防晒，一般日光也应注意，毕竟是美容治疗，尤其是激光或光子等光电疗法美容皮肤，必须防光，做不到就等于把自己置身于危险中，不美反丑的机会要增高。患者答应得好好的，结果一个月后来复诊，发现后背发红黑并且轻度脱皮，明显是暴晒的表现。

问他去哪里晒成这样。患者回答："哪也没去，就在家待着了。"我问他："在家待着就能成这样，你们家难道是美黑舱吗？"一看瞒不过去，患者才说实话：去了一趟海边，以为事情不大。我都不知道说什么好！美容的目的是锦上添花，很多医疗手段确实能使人旧貌换新颜，但那是有很多前提的，并不是所有美容手段都会取得良好的结果。光电疗法的疗后护理是治疗的一部分，并不是可做可不做的，它的重要性和在医院治疗的重要性相同。若是做不到优质护理或做不好，就容易发生很多不良反应，包括色素改变，尤其是色素沉着，可能要持续半年以上，那时再郁闷就晚了。

其实看病非常忌讳隐瞒病史，即便是一些隐私问题，若隐瞒病史，最后吃亏的一定是患者。比如隐瞒药物过敏史，就可能导致医生开具有过敏或交叉过敏可能的药物；隐瞒冶游史，医生就不会首先考虑性病，会绕一大圈，多做检查，耽误病情；隐瞒精神病史，有些药物可以兴奋神经，诱发精神病发作；隐瞒精神病正在服药，抗焦虑的药物有很多可以导致其他药物作用加强或减弱，甚至出现正常剂量下的不良反应，影响健康；隐瞒酗酒等嗜好，会导致医生寻找诱因时走入误区；隐瞒外伤史，尤其对于打架斗殴后内伤的判断是致命的。

患者看病就是给医生设立的一个考试，患者尽可能提供详细的资料，医生考试就容易合格。医生若是考砸了，后果不堪想象。当然有些患者不是故意隐瞒，只是忘记或自认为不重要而不和医生说，这也都会造成医生对疾病的诊治考虑不周。所以尽可能在就诊前给自己写个备忘录。若是医生不耐烦看你的备忘录，也不好好听你的诉说怎么办？我也没什么好办法，建议你换个大夫看吧。

第四章

这些不注意，
过敏随时找上你

家务活干多了
就过敏了

　　一天，正常出门诊，我遇到一个姓黑的女性。姓黑的可比姓白的少多了，据统计，全国大概不超过2000人，因此，一下就提起我的兴趣来。想提起医生的兴趣，要么是少见、罕见、疑难的病例，要么是颜值高，要么就要有特殊条件，姓名也是其中一种，哈哈。

　　"请坐，你是什么问题来看皮肤科？"

　　患者是一位50岁的女性，知性，打扮得落落大方。"医生，能不能让我先生一起进来？"很多夫妻愿意互相陪伴，当然也有不愿意的患者，认为疾病属于自我隐私，或者有些顾虑不能让配偶知道。"若是你自己愿意，先生也愿意，我不反对。"她的先生一看就是知识分子，戴个眼镜，中等身材，格子衬衫熨烫得很平整，头发也梳得一丝不苟。两位坐下后，女士先开口了："我的问题很简单，就是手总开裂，一开始用润肤霜还有用，后来就没有效果了，又用了皮炎平和派瑞松，也是开始管用，后来无效。除了开裂，手背和手指也开始出现了一些小包和小疱，很痒，没有看过医生。我先生觉得我应该看医生，非得拽着我来了。"听起来先生对太太不错。"这种情况持续多长时间了？""大概两年多。""你平时的健康情况怎么样？有高血压、糖尿病、甲状腺问题、便秘或妇科疾病等其他情况吗？"问诊需要询问基础健康情况。"没有，我俩每年都体检，都正常着呢。"先生回答。"我是觉得这种情况应该治疗，所以慕名而来。我的一个同事在你这里看过，他说你耐心极了，也解释得相当清楚，我就怕去地方医院，人多，时间短，说不明白，挂号费贵不怕，我们只要看好就行。"看来我更得仔细诊治，慕名而来的患者总不能让其失望而去吧。

"我先来检查一下皮肤情况，然后我们再聊聊。"检查后有初步判断才能有针对性地进行咨询。女士双手伸出，手腕以上的皮肤还都很细腻，略有干燥，双手皮肤则相当干燥、粗糙，手指和手掌上有很多小裂隙，掌纹很重，手指末端指背皮肤发红，虎口和手背以及手指两侧皮肤都可以见到红色小丘疹和小水疱，以及水疱干枯后的圆圈状脱皮，还有明显的抓痂，虎口背侧皮肤轻度水肿，但是边界不清楚。10 个指甲的甲末端 1/3 面积均变脆，有甲劈裂情况，全甲都薄，甲小皮有很多倒刺。这双手可不像是知识分子的手，以前很多农村劳动女性才会有这样的情况，当然现在也少见了。根据这种皮肤表现，基本能确定是手湿疹，但是也要做进一步的鉴别诊断。

"因为你是双手情况，首先考虑是手湿疹，但是我们也要排除一下真菌感染情况。"刮取患者双手皮肤的皮屑做了真菌检测，呈阴性，基本排除了真菌感染，还需要接着问病史。

"你平时经常做家务活吗？""做，基本上都是我做。""做的时候戴手套吗？""没有，戴手套就觉得不会干活了，摸啥都没有感觉，刷碗也不知道有没有刷干净，擦灰也觉得角落擦不净，洗抹布、洗衣服用力都不会啦。"黑女士很是爽朗地笑着说。

"你的问题从临床表现看属于反复接触洗涤剂或灰尘等造成的慢性刺激性皮炎，等皮肤受到一定程度的刺激以后，皮肤的屏障功能受损，就会出现一些瘙痒性的皮肤情况，就像过敏一样。我们诊断为手湿疹，另外一个名词很形象——主妇手。"

"你看，你看，让你悠着点儿干活，不听吧。"男士扭头说，又回过头和我说，"你说对了，医生，她有洁癖，越来越严重，年轻的时候觉得还好，越老越严重，拿着抹布一天到晚地擦、洗，就那最大的一袋洗衣粉每个月都能用光，厨房收拾得能照人影，抹布比别人家的洗脸毛巾都干净，弄得我都不自在了，觉得把家里弄脏了，就增加了她的负担。"先生还真是好先生，担心破坏太太的劳动成果，也不想额外增加她的负担。

"你还说我，你啥也不干。他一点儿家务都不干。"太太转头对我说，要争执起来的架势，我赶紧和稀泥。

"哈哈，没事儿，洁癖不是太大问题，家里干净看着不是很舒服嘛。不过太太干活确实需要悠着点儿，一定要尽量适应戴手套干活。有些患者手湿疹会很严重，甚至连自来水都接触不了，因为自来水里有消毒的氯的成分，高度敏感的皮肤就不能承受了。"

"能那么严重啊。"黑女士一惊。

"有，但是少见，因此，我们要从几个方面入手，第一，干活尽量戴手套，最好是那种双层手套，里面棉线或绒的，外面乳胶的，而且手套不能破了，不然起不到保护作用；第二，任何情况洗手后，都需要涂抹护手霜，当然饭前洗手则可以等一等。若是用香皂、肥皂或洗手液洗手后感觉皮肤不适，尽量避免使用，可以选择清洁作用较弱的洗涤剂，如洗发水、沐浴露或洗面奶作为洗手液，或者使用中性皂，不能含有强碱成分；第三，护手霜成分选择有要求，市售的可以选择含有尿素或维生素 E 成分的，价格无所谓，主要是皮肤吸收好，滋润度高，涂抹后皮肤没有不适反应；第四，因为皮肤上有红点、痒，且抓痂比较多，还有很多裂隙，若是单纯用护手霜，效果慢，我们一般选择外涂激素药膏，每日两次，连续使用不超过两周，晚上用药后可以用保鲜膜封包两小时，促进药物吸收，增加药物作用。做到以上四点，手部皮肤就会保持健康状态，指甲也不会脆得容易劈裂。"

"对哦，医生，我是觉得我的指甲脆多了，稍微长长一点儿就劈裂，我还以为是缺钙，补钙也没有用。后来以为是灰指甲，还涂过达克宁，也没有用。"

"你的甲是末端部分变脆，不是整个指甲，所以不会考虑缺钙的情况。也不具备真菌的诊断标准，当然，我们可以做个真菌检查，因为有些可以继发真菌感染，真菌感染现在也比较容易被治疗，用药或激光等一些治疗方法都能取得比较好的疗效。""最主要的是要少干活，不行就雇个保姆吧。"我开玩笑地说。"保姆更要保护手。现在的洗涤剂去污能力都很强，很容易去除皮肤上起保护作用的皮脂膜，尤其是手部。皮肤皮脂膜变薄或消失以后，先天的屏障功能会受损，透皮失水就会增加，也增加了过敏的机会，因此，除了保护皮肤免受洗涤剂过度清洁，人工补充皮脂膜就很重要。除了手部，其他皮肤也一样。越老，皮脂产生的越少，越需要人工来补充，不然皮肤会非常干燥。以前的人不勤洗澡，这种情况少，现在恨不得一天洗几次澡，所以要注意这个情况。"

"看看，看看，医生也说了吧，你洗完澡一定要涂油。"黑女士对先生说。先生乐了，"医生，我不是夸自己，我算是很干净的人，每天洗澡、洗头、换袜子。以后我注意，现在确实感觉皮肤干了，尤其是冬天。"开了药，俩人开开心心地离开了。

洗涤剂造成的皮肤敏感同护肤品过敏不同，洗涤剂清洁去除油脂过多，破坏皮脂膜，造成皮肤屏障功能受损，影响皮肤状态，产生敏感现象，需要反复高强度的刺激才会引起，只要保护皮肤就会达到治疗目的，而我们还可以反复使用洗涤剂，因此，临床多诊断为慢性刺激性皮炎。而其他真正的过敏，则主要是因为皮肤产生针对性的抗体，引起抗原抗体复合物的反应，所以再次接触仍会产生过敏。

另外一种类似的情况多发生在图书馆的图书管理员和银行点钞员手上，书籍放久后落的灰尘以及旧钞票上的各种脏东西，接触后都会引起皮肤油脂缺乏，长期反复接触也会造成慢性刺激性皮炎，因此，针对特殊职业，强调劳动保护非常重要。

和月经
相关的过敏

夏日的午后总是让人昏昏欲睡，尤其是忙碌一个上午，想着中午没有继续医学教育的安排，能好好歇歇，可以继续精神抖擞地迎接下午的门诊。护士进到诊室来："袁大夫，下午一点的患者提前到了，问能不能先看。"这样的患者一般都是属于急脾气的。算了，看完再歇吧。

快步进门来的是一位30多岁的知识女性，气质温婉。落座后，语速极快地和我说起来。

"袁大夫，我朋友推荐你，我就来了。我这个病已经困扰我10多年了，从大学入学就开始了，我看了很多医院的医生，都说是荨麻疹，吃了很多抗过敏药，效果也不好，也查了很多次致敏原，还做过其他的化验，但是一直都没有找到原因，我也知道有些荨麻疹是找不到原因的，但是就是不死心，我也试过忌口，你们说的什么激发试验、避免试验什么的，都没有用。不管它吧，几天以后也能自己好，就是反复发生，烦死我了。你看看，根据你的经验，能不能帮助我判断到底是什么原因？"

我一句话还没有说，就被灌进来这么一堆，还是慕名而来的患者，压力感倍增。

"先看看皮肤情况，我们再谈好不好？"即便是已经被其他医生反复确诊的疾病，也需要医生亲自看一下皮损，千万不能人云亦云，若不是帮助别人咨询疾病问题，患者亲来，一定要看看皮损情况。

"我的皮肤现在什么表现也没有，不过我有照片，是上一次发生过敏的时候拍的。"给皮损照相后拿给医生看也是皮肤科就诊的一个手段，有些反复发作的疾病不一定在看医生时发生，患者描述又不准确，因此，把当时发作的皮肤情况照个相，把照片给医生看，提供皮损情况是个好方法。从照片看，患者皮肤上布满了抓痕性的风团，看来这个患者的荨麻疹确实影响了她的正常生活。如前所述，荨麻疹的诊断不是很难，根据皮肤上出现的此起彼伏的瘙痒性风团、红斑等症状就可以确诊，肉眼就能判断，最难的部分在寻找病因。找到原因，一般可以根据病因进行观察、处理。荨麻疹的常见原因就是药物过敏、食物过敏、微生物感染以及一些物理因素，如冷、热等，多数荨麻疹能通过一些试验方法找到原因，但也有一些属于不能找到的，我们称为特发性荨麻疹。还有一些罕见的原因，需要调动所有的知识储备来帮助患者寻找，主要通过问诊，但是在地方医院有时很难有足够的时间通过问诊来诊断。而且从她所述来看，她是高知分子，这么多年也自学了很多医学知识，已经有很多就诊经验，但是仍旧不能在医生的帮助下发现原因，那么我们就按照荨麻疹22问来一一进行吧。一问一答，我抓住了一个点。

"你是说荨麻疹大概都发生在月经前吗？"我很敏感地抓住这个点。我经常觉得医生诊断有时候是凭本能，当然了，积极的说法是经验的积累，实践和学习都是积累。和演戏一样，台上一分钟，台下十年功，一天不练功，自己知道，十天不练功，别人

也知道了。若是医生的知识都超不过患者，也是相当尴尬的
事情。

"医生，让我想想，好像是，我月经不是很规律，有时
候 21 天来一次，有时候 45 天来一次。"她的神情陷入回忆
中，"我查查我的日历记录。"这是一个理工科的女性吧，
我暗想，习惯很好，我喜欢做烂笔头的事情，好记性不如烂
笔头，事情一多，再好的记忆也会出错，还是记下来为妙。
"是呀，医生，我上一次和上上一次发作还真的都是在月经
前。""前几天？""上一次是前 7 天，上上一次是前 6 天。""再
之前的还有记录吗？""没有了，我换了一部手机，以前的
记录不在这个手机上。""哦，你还真不错，有记录。""哪呀，
我有一次看了一位专家，专家让我做激发试验和避免试验，
还让我做饮食和生活日记，我就开始做这个记录了，把每次
荨麻疹发生的日期都记录下来，看看都和我的饮食以及环境
变化有什么关系，我原来还以为和出差住宿有关呢，但是医
生说不是，还真没有观察月经和病的规律，因为我的月经不
规律，就没有想过这个事情，原来医生也问过月经，因为我
也不清楚，就没发现，也没有人问过我这么多问题啊。"十
多年的发病经历，没有观察月经的影响，这个理工科思维的
女性真是个女汉子。而她说的激发试验，是尝试摄入被怀疑
的饮食因素，若是出现皮损，则考虑和其有关。避免试验则
是在皮损发作时，避开被怀疑的原因，若皮损明显好转，考
虑和避开的原因相关。这两项试验一般用于饮食导致的过敏，
婴幼儿反复发生湿疹时多建议母亲采用这两项试验。当然，
我们的问诊是基于时间充足的基础上，公立医院 2 ~ 5 分钟
看诊一个患者，怎么可能有足够的问诊时间呢？

我心里对诊断有了初步判断。"等一下，我拿一本我们的教科书给你看关于你的病的知识，网上可没有足够的这方面知识储备。""啊，大夫，你知道我什么病了，太神了吧。"我哪有太神，就是问诊足够长，才能找到一个规律，毕竟不是所有人都有这么理性的思维，万一她没有记录，还是靠不靠谱的记忆，加上不规律的月经，在我这里也是不容易找到原因，还是和以前就诊结果一样，失望而归。我搬出我们的砖头教科书，从目录中找到"自身免疫性孕酮皮炎"，2000 页的书，这条疾病的描述只占了 1/10 页，发病率低，研究得不多，治疗手段少，因此，篇幅极小。

"看看书吧，这就是你的病和目前所有关于该病的知识了。"

书上写道，育龄女性体内的性激素（雌激素和孕酮）随排卵周期而发生变化，这一变化会使女性皮肤的生理功能也发生改变，如皮脂分泌、皮肤敏感等，从而可加重或发生某些皮肤病。此外，机体也可以对某些性激素产生自身免疫反应，由此引起过敏性皮疹，尤其是月经周期后半期，机体代谢率增高，皮肤血液循环加快，以及皮肤耐受性降低，更容易发生皮疹或加重原有的皮疹。1921 年，Geber（基伯）首次报道一例与月经有关的荨麻疹，并证明病情的变化与孕酮波动有关。1964 年，Shelley（谢利）才将此病命名为自身免疫性孕酮皮炎。该病的确切机制目前仍不清楚，但是该病的发作周期性符合体内孕酮的动力学变化，可能是对体内孕酮或其代谢产物发生的一种自身免疫反应。孕酮皮肤试验可出现即刻型（30 分钟）反应和迟发型（24 ~ 48 小时）反应，但临床上一般不做这个试验。发病人群多见于 20 ~ 30 岁，月经前 5 ~ 10 天开始出现皮疹，多表现为荨麻疹，也可以表现为湿疹、多形红斑或过敏性紫癜等其他疾病，特殊女性表现为痛经疹，是只有痛经的女性才发生的孕酮皮炎。月经开始后皮疹自行缓解。诊断主要根

据皮疹随月经周期发生这个特点。治疗上选择抑制排卵的药物，使孕酮水平
下降，或者选择抑制孕酮分泌的药物，月经前 7 天开始服用，来月经停止，
能很好地控制皮疹发生，药物无效且症状严重的需要手术切除卵巢及子宫。
鉴别诊断则要考虑自身免疫性雌激素皮炎，也和月经周期有关，但是发病时
间要比孕酮皮炎距离月经时间晚，持续到月经结束。

　　她低下头，细细地读了起来。半晌，叹口气："我明白了，
我的荨麻疹是因为月经的激素引起的。这么多年，我终于知道发
病的原因，因为月经周期不规律，我从来没往这儿想，以前医生
也从来没有问过我这么详细。谢谢你，我真没白来。""这个病
的发病率低，荨麻疹又是一个常见病，因此，发病原因不是那么
容易想到孕酮上来。"我不能贬低同行，毕竟若是我还在公立医院，
也一样不会问这么详细，形势所迫，没有办法。"可以用药治疗，
但不是用一般治疗荨麻疹的抗过敏药物，维持用药可以抑制反复
发作，每次月经前 7 天开始服药，来月经就停药，等到绝经就好
了。你的症状不重，不需要手术切除卵巢和子宫。"这话听着总
有些幸灾乐祸，但这是事实。"那我就盼着老年期早些到来。"
患者也开玩笑地说。"别，老年期会有其他有生命危险的病，你
这个就是影响几天的生活质量，又不要命，还是这个病好。""还
有好的病？病都是坏的。"也是，病哪里有好的。"你回去以后，
建议翻看以前的手机记录，看看是不是所有荨麻疹的记录都在月
经前，更能帮助我们诊断。目前我们是不做孕酮皮肤试验的。"
虽然教科书上写的可以通过孕酮皮肤试验帮助确诊，同时能排除
和其他月经相关的皮肤问题，如雌激素性皮炎——另一个和月经
周期相关的皮肤病，但是临床上很少有医院做这个试验。开了地

屈孕酮片，让她在预计的月经前 7 天每日服用 1 粒，连续服用到月经来潮。告知她若是服用地屈孕酮片后效果不明显，再来复诊，目前还有其他几种药物可以选择。结束就诊，患者开心离去。再一看表，聊了 40 多分钟，得接诊下一位了。

其实很多疾病都是有规律可循的，如同高血压和糖尿病一样，只是我们能否关注并联系到这个规律，所以再次强调，患者提供病史非常重要。内科疾病的治疗，重在控制病因，其次减轻症状。能找到病因最好，多数可以控制不再发病，而不能找到病因的，目的在于控制症状后提高生活质量。很多人询问皮肤病能否去根，去根是很多患者和医生的梦想，但是很难实现。原因前文已经解释过了，这里就不再重复了。所以对于询问皮肤疾病能否"去根"的患者，我一般都要做个医学科普教育，因为能问这个问题的患者多数医学常识严重不足，但若是连续几天网上都有人问，就懒得详细解答了，"不能"两字就打发了。嗯，我还需要继续提高服务意识和修养。

6 个月后，患者非常高兴地来复诊。服药以后，再没发生过一次荨麻疹。虽然她还是有点儿遗憾，因为需要定期间断服药到绝经。

和月经有关的
还有卫生巾过敏

作为一名女性，除了要在现代社会中像男人一样拼搏，我们还需要找回女性应有的温婉贤惠。我一直不太赞同女汉子的说法，厚德载物，若是没有宽广的胸怀、包容的思想、柔顺的性格、以柔克刚的能力，这一世的生活岂不亏待上天的恩惠。既然老天赐予我们一套女性生殖系统，就是要给人类以不同的风采展现的机会，而因为这套生殖系统，很多相关疾病也会相应地找上门来。目前关于女性健康的科普读物很多，建议大家都读读，但是关于女性皮肤健康多集中在美容上，其实女性隐私部位的皮肤健康，也需要给予高度关注。其中外阴湿疹是女性常见的皮肤问题，而外阴白斑是需要高度重视的和癌相关的皮肤疾病，一定不能讳疾忌医，及时看医生，找到原因，控制症状，预防复发，防止更坏的情况发生。

月经是陪伴女性 30 ～ 40 年，甚至更长时间的一个好朋友，经期是女性的一个特殊时期，护理不当，往往容易留下很多健康隐患。卫生巾或卫生棉条作为经期必备物品，使用不当会引起一些妇科疾病。除了网上热炒的含有荧光剂成分的致病问题，卫生巾或卫生棉条引起的常见问题还有两个，一是感染，二是过敏。

感染的主要形式为念珠菌感染和细菌感染。曾经有一个患者，22 岁，因外阴瘙痒来就诊，非常羞涩。询问原因，仅仅是外出游玩时突发月经来临，只好购买游玩地的卫生巾应急，结果造成了念珠菌感染。她还没有过性生活，因此不考虑性传播的问题。卫生习惯也很好，每天洗澡，清洗内衣裤，也不存在其他原因，只能归结到卫生用品上了。外用药加口服药物治疗了半年才控制复发。

女性若想控制从卫生用品传染的感染，一定注意选择合格的卫生用品（卫生巾或卫生棉条），新内裤一定要消毒，还有一次性内裤也要注意，部分女性是因为一次性内裤造成的感染。细菌感染比念珠菌感染容易控制，若是念珠菌感染造成的复发性外阴阴道念珠菌感染（RVVC）就有些麻烦，到目前有些顽固性的 RVVC 都是临床上治疗的难题，不容易控制复发。

卫生巾引起皮肤过敏的情况并不少见，尤其是干爽网面型的卫生巾引起过敏，在门诊就诊患者中比例不低，经常会遇到从妇产科转诊过来的患者，因为一般会阴部瘙痒，又发生在月经期，很多女性第一个想到的就是出现了妇科问题，到妇科做分泌物检查等都正常，被妇科医生建议到皮肤科就诊，我就遇到过一个典型的例子。

那时我还在公立医院工作，每天出门诊的日子真的很煎熬，因为一天平均要看 80 ～ 100 个患者，周末一个人值班更恐怖，我最高的数据记录是一天看了 152 个患者，手术最高数据是一天 19 个。皮肤科的门诊手术简单，单人日均手术 6 ～ 8 个，我的 19 个也应该是个记录了。忙碌的工作中很难对患者产生深刻的记忆，仅仅对于一些特殊的患者，才能很容易留下印象。有些患者很害羞，生怕医生到处宣扬他的隐私。其实医生没有那么闲，也记不住那么多，只要自己表现得不太奇葩，基本上在医生心里是风过不留痕的，我们留下的只是疾病。我工作这么多年，即便已经和有些患者很熟悉了，但是走在大街上，从来没有认出来过，有时会遇到和我打招呼的，我会回应，却不会记得姓甚名谁，只有见到或想到疾病，才可能对号入座。其他医生也差不多和我一样。

忙忙碌碌的一个下午，眼看着就到四点半了，停止挂号以后，桌子上的病历本逐渐减少，护士也不再安排新的排队队伍，意味着一天的工作就要结束了。虽然身心疲惫不堪，但是心情开始好转起来，倒数第二个患者看完以后，更是高兴得很。最后一个患者，我拿起门诊病历小本，挂号条显示挂号比较早，但是叫过几次号都没有人进来，估计是挂完号办事去了。有时患者怕挂不上号，早早来挂，然后去办事，等办完事再来看病，有时我们等到下班的点儿还没有来，说明患者不能来了，才能作废。现在在和睦家医院，一旦错过预约时间，会有前台打电话给患者确认是否还来，不来就不用医生、护士和收银所有人等了。

翻开看看患者以前的就诊记录，一年内看过多次妇科和皮肤科，症状是外阴瘙痒，3次妇科检查都建议看皮肤科，皮肤科看过，考虑股癣湿疹皮炎，治疗以外涂激素药膏为主。看来这是一个病情比较顽固的患者，或者有其他隐情，比如不遵医嘱什么的。有时候，诊断和治疗都正确，但是患者不遵守医嘱，也是造成疾病控制不良的一个重要因素，专业名词称为依从性不好。我遇到的一些患者，经常自行决定服药内容、时间、次数、顺序，也可能是医生没有时间解释明白，遇到疗效不好的时候，会埋怨医生没有诊断正确，没有开好的药，却不想想是否用药程序有误。医生也不能惯性思维，以为患者什么都清楚，比如每天服用3次，饭后服用，不是指真的以患者的正常三餐为标准时间，而是一天分为3个8小时，每8小时用餐后服药。因为我们经常是7点、12点、

18 点左右吃饭，上午间隔时间不足，晚上间隔时间太长。治疗灰指甲常用的口服药物伊曲康唑，因为属于脂溶性药物，和含脂肪多的肉类同食吸收好，但若是素食以后服药，疗效明显低于预期，因此我们建议和肉一起吃，若是炒菜无肉，炒菜的油多放一些，增加药物利用度，使疗效更好，若是医生少说这句话，患者可能就饭后服用了。

患者进到诊室，我示意其他结束工作的同事离开，通知急诊值班的医生一定准时五点半上岗，想着我处理完最后一个患者也能赶上班车。患者是一位 32 岁的女性，知识分子，坐下来，轻声慢语道："大夫，我的问题有些麻烦，希望你能帮帮我。""别急，你慢慢说，我尽力。"我靠在椅背上，放松自己的身体，一天下来，我也累得很，但是这种多次就诊，但经常反复的知识分子患者，容易钻牛角尖，必须谨慎对待，语气和动作均需要给予患者放松的信号，不然容易出现对医生不信任的情况，即便是不严重的疾病，也容易造成医患纠纷。下班前，尽量别找事儿。

我感觉临床上多数态度纠纷出现在上午最后和下午最后的患者身上，因为医生可能忙于到点儿开会、手术或查房等，也可能要接孩子、赶飞机等，因为赶时间，就容易解释不仔细，放松治疗原则，态度更容易急躁，患者多问一句都会不耐烦，这种纠纷最不值得。医生完全可以和患者说一句，我必须几点前结束工作，可能不能特别详细回答你的所有问题，请你担待，一般患者都通情达理，解释在前，事情就好办。我还有过一边换衣服一边回答患者问题，一边走路一边回答，患者跟到出租车边的时候，最后患者很满意。

"我下边痒一年多了，每次都是来月经的时候出现，看过妇科，说不是妇科的事，让我看皮肤科，第一个皮肤科大夫说我是股癣，脚气传染的，我有脚气，但不重，用了派瑞松，效果还不错，涂了两天就没事儿了。结果来了月经又痒了，我又涂派瑞松，也能止痒，后来又反复发生，我怕总涂派瑞松出现不良反应，又看了皮肤科，第二个皮肤科大夫说我是湿疹，开了艾洛松和硼酸软膏，还让我吃开瑞坦，我用了，效果也还好，但是还是每次来月经就痒，我又看了第三个皮肤科大夫，告诉我说是皮炎，又让用派瑞松，派瑞松有效，但还是痒，我觉得不对，又看了妇科，妇科还说没事，我确实是外边痒，里面不痒，还得看皮肤科。折腾来折腾去，我也觉得得看皮肤科，可是我不知道到底是啥，而且我也不想用激素了，你看看我到底是感染、皮炎还是湿疹，什么原因？今天我在月经期，痒了一天了，我排在最后一个，就想让你帮我好好看看，也别耽误其他患者的时间。"这样的患者我是比较喜欢的，有自觉性，知道门诊时间紧迫，给每个患者的时间都不多，若是自己有很多疑问，占了医生一大块时间，就会影响后面患者的诊治，容易造成医患情绪紧张。排在最后一个，确实能有比较长的时间进行很好的沟通。当然，这容易耽误医生的休息时间，而且如前所述，若是上午，则容易造成下午其他工作的延误，若是下午，有些医生晚上还要参加一些会议，也不能给予患者足够长的时间，这种最后一个的诊治时间是否足够长还真要靠运气。

"那我们先检查一下皮肤情况再说，好不好？"无论如何我都要看看皮肤情况，然后再继续问诊。曾经有医德医风规定，对患者的语言不可以有歧义，对于这种患者，按理医生应该说"脱裤子上床"。但是因为这种说法有歧义，所以我们想了很多种描述方法，让患者明白我们要他们干什么，后来觉得"请让我看一下哪里的皮肤不好"，或者"请到床上让我们检查一下皮肤情况"等说法比较委婉，可以采用。不知道泌尿科、肛肠科和妇产科怎么和患者沟通。唉，当个医生真不容易，尤其是男医生。

患者脱下衣服，全大阴唇皮肤略厚，发红，粗糙，有小脱屑，边界到腹股沟，阴阜位置没有皮损，但是靠近肛门处的皮肤也被波及，还有比较多的月经血。看着是皮炎，不是股癣和湿疹。既然考虑皮炎，就需要找到原因。患者反复发生都是和月经有关，而皮疹仅限于外阴部位，累及阴唇和部分臀部，均是卫生巾覆盖的部位，需要考虑的首先就是卫生巾过敏。当然也要一些鉴别诊断，排除其他问题的可能性。

"你是说这一年来每次来月经都痒吗？"

"是的，每次。""以前有过吗？""没有。""每次月经持续多长时间？""很短，3天就结束了。""痒的症状在月经第几天出现，一般持续多久？""一般第一天就开始了，不用药得四五天，用了派瑞松就短些，但是也得月经结束以后才能不痒。但是下一次又痒了，我都神经了，一来月经就紧张。""一年前，你更换过卫生巾品牌吗？""嗯，我换了，一年前我们同事搞了一个批发，我们凑起来买的，我买了30包，你不是说我卫生巾过敏吧？""你的皮肤问题要考虑过敏造成的皮炎，致敏原首先考虑卫生巾。因为皮损的部位、皮损的范围和月经的关系，以及你更换品牌的时间，都高度说明你对这个牌子的卫生巾过敏。原则上干爽网面的过敏机会大。""啊，是的，我用的就是干爽网面的。那我能用什么？""棉质网面的不容易过敏，先换成棉质网面的，最好选择你以前用的品牌，若是仍出现月经期瘙痒，我们还需要更换品牌，总会有一款适合你。当然，有极端的例子，所有的品牌都不行，那就用卫生棉条，若是卫生棉条也过敏，就只能按照老方法，自己做棉花卫生巾或干脆用卫生纸，但是这种少见，而且对某个品牌的干爽网面过敏，不等于所有的干爽网面都不能用。还有，要勤换卫生巾，建议每两个小时更换一次，无论血量多少，通风和局部干爽都可以减少过敏症状。"我一项一项地交代着。治疗上无特殊，派瑞松也好，艾洛松也好，都能取得很好的临床疗效，重点是不再接触。当然，目前的情况还需要注意避免热水烫洗和过度搔抓。因为患者手里还有派瑞松，建议她这两天可以每日使用两次，短期使用不用考虑不良反应，而且离开致敏原，病好了，也就不会再用派瑞松了，不用谈激素色变，毕竟是短期使用。

患者很高兴地离开了。

护士进来收拾："袁大夫，那个患者没事吧？""啊，没事，怎么了？""上次她来，看的××大夫，就是因为给开的派瑞松，她不要，还吵了一架。""哦，我没给她开药，解释清楚不就行了。""大夫要都像你这样不就好了。"我们对视一眼，会心一笑。有些事情心照不宣。××大夫属于不好说话的那种，基本上对病情不解释，所以纠纷比较多。我们护士也不爱找他咨询，其实我觉得医生的工作不仅仅是诊断和给药治疗，还有安慰，靠的就是语言的力量。像这个患者病情比较简单，原因也很容易推测，只是多说几句话的事情，结果看了 3 次皮肤科，要是真遇到复杂的疾病呢？

在公立医院看诊是非常忙碌的，即便是我，也很难跟一个患者进行很好的沟通，这也是我后来辞职来到和睦家的理由之一。因为家里人大部分从事的都是医疗行业，因此，我从初中就知道自己以后必然会当一名医生，而且有父亲做榜样告诉自己，应如何为患者服务。在儿时的记忆中，我的父亲从来没有过周末，晚上只要有人叫，就要起床去看病，闲暇时间都是在读书，还自行配备很多中药膏和外涂剂，免费送给生活条件不好的患者。到现在快80岁的人，每天还在阅读各种医学杂志和书籍，还和我探讨他看不懂的分子生物学，真正达到了活到老学到老的程度。而我到临床工作之后，基本上颠覆了我的认知，看病和流水线工作一样，也不可能常常去安慰，怎么能做到提供很好的服务呢？当然，在目前的医疗体制下，能提供好服务也相当不容易。父亲也经常说，现在他已经看不懂这个社会了，对医生的评价怎么会如此恶劣，他年轻的时候，医生是非常受人尊重的。我反驳说，当时医生的社会地位和收入也都不错，现在不行，没有一个好的收入，只是想着让这些天使奉献，被寄托着悬壶济世般期待的医生，也是食人间烟火的，难道同网上说的那样，白天看病，晚上乞讨吗？只是奉献和付出，没有圣人的觉悟怎么可能达到，而又有多少人能达到圣人的境界呢？人们将医生神圣化、天使化，医生本身能有多少人做到？多数仅仅是需要的社会公平罢了。但是我父亲觉得，医生本身就不是大富大贵的职业，若是求财，一开始就不要学医。不为良相，便为良医，两者都不可以求财求权的，若是相和医都迷上权钱，魔鬼就开始横行了。父亲说得我没法反驳，只好看微信朋友圈里各种炫富，学医的大学同学却是在讨论疑难病例。

不是近亲
也可以有关系

——脚气引起的过敏

夏天来了，各种细菌、真菌感染也高发了，在皮肤科，最常见的真菌感染当属脚气。

脚气是一种极常见的真菌感染性传染性的皮肤病，医学名字叫足癣，在全球都属于高发病，尤其在特定人群中。在中国，足癣的发病率也相当高。据上海市 1975 年对 11 万人普查，足癣的发病率为 36% ~ 76%。我国南方足癣的发病率为 50% ~ 60%，某些职业人员甚至可高达 100%。随年龄增加，脚气发病率也有所增加，尤其是患有糖尿病的患者，据统计，超过 80% 的糖尿病患者有脚气，超过 60% 有灰指甲，尤其是年过 60 岁的老人，只是病情轻重不同而已，这也是糖尿病足的重要原因之一。

因为脚气的基本病因是真菌感染，真菌在温暖潮湿的情况下容易繁殖，于是脚气常在夏季出现或加重，冬季减轻，有些伴随着难以忍受的瘙痒。因此，夏天来看脚气的患者比比皆是。但是干裂型的脚气在冬季可加重，可能引起足跟部的大裂口，走路疼痛，容易和足部皲裂相混淆。除了干裂型，还有水疱型和糜烂型。因此，不是皮肤烂才算脚气，脚气也不是只有在夏天才发生。

因为脚气很常见，所以所有足部皮肤有脱皮、水疱、糜烂、干裂等情况，多要取皮屑做真菌检查，以观察有无脚气存在的可能。而有些没有机会做检查的，先按脚气治疗，无效再考虑其他疾病，这也是皮肤科临床常有的事情。但是治疗脚气如此简单吗？答案是否定的。

第一，脚气经常复发，这是很多人头疼的事情，其实是没有治疗彻底，没有阻挡住再次感染。我们治疗足部皮肤多需要 2 ~ 6 周时间，而若混杂有灰指甲，则根据趾甲情况将疗程延长到 6 ~ 12 个月，甚至更长。然后重点来了，从治疗开始，消毒所有接触的鞋袜至疗程结束，可烫、可泡、可煮、可用药，十八般武艺要全用上，消除再次感染的机会；在游泳、浴池等公共场所避免足部皮肤直接接触地面，以避免再次感染；改变生活习惯，包括洗脚要注意洗趾缝儿，洗完以后要擦干等；室友、亲属、队友等有脚气的，注意隔离，不要互穿拖鞋，袜子单洗，更不能和内裤一起洗，如此等等，才能谈彻底治愈。

第二，有些人说脚气不能治，治好了会发生别的病，还真是谬论。治不好才会得别的病，比如丹毒、蜂窝织炎、菌血症、脓毒血症、糖尿病足等。

第三，说脚气没有症状，不用治疗。脚气是病，有病就要治疗，不能等疼了、痒了才治疗。癌症早期也多数没有症状，没有听说谁发现以后不治疗的，症状不是治疗的唯一指标。

我经常在网上回复患者这类问题，有时候哭笑不得，有时提问的还是医学工作者，看来科普需要再扩展。

一大早打开微博，逐条回复各种提问，看到有位网友带图询问：先生脚烂了，手上长疱了，如何处理。我一看图片，赶紧回信，快去医院，这个已经不是可以网上回答，然后到药店买药自行处理的问题了，需要医生全面评估，给予积极处理，甚至可能输液或口服激素。网友回信：马上预约去医院，袁大夫上午见。嗯，这个是北京人，还是和睦家的老患者，对我们的就诊流程很熟悉，不然怎么能马上预约呢。上午我都约满了，不管了，开工干活。看完第一个患者，刷新就诊电脑屏幕，看见10点半有个新加号的，刚才还没有呢，是不是那个网友？正琢磨着，护士进来："袁大夫，有个加号的患者已经来了，我们看10点半的患者是看斑贴试验结果的，就加到那里了，你若是有空，最好提前看，病情挺严重的。患者说早上在网上刚咨询过你。"哦，真是那个图文咨询的患者。我们的护士也会"看人下菜碟"，若是看着很重的患者来加号，一般都会和医生先通通气，尽量早些看，其他患者经过解释，基本都能理解。皮肤科很重的病一般看着都是流脓、淌水、红肿、变形，其实并不一定比高热重，只是看着更严重些，但还是尽早控制为妙。我抓紧时间看前面的患者，10点的患者有些迟到，9点半的患者病情简单，不用拖堂，中间正好空出来15分钟，马上看这个网友。一男一女进来，男的30岁左右，较胖，穿着凉拖、短袖和短裤，患者就是他。女的进来就说："袁大夫，我早上在微博上咨询过你，你说需要来医院看，我家住附近，马上就电话预约，说可以加号，就来了，你看看，我先生的脚都不行了，不会死了吧。"

我乐了："说啥死啊活的，图片上看着还不至于涉及生死，就是要面诊，因为要根据情况具体分析，要根据轻重给药，若是给轻了，治不好，给重了，不良反应大，所以才要求面诊。"

男患者也乐了："我就说我没事儿，我年年夏天犯脚气，就今年觉得重些，手上倒是第一次发生。"

"甭瞎聊,咱也没有那么多时间,言归正传,几天了?"我得把病史问出来,又因为他是第一次看皮肤科,没有其他既往就诊记录,还要问既往史、过敏史、家族史、手术史、个人史、用药史、以前脚气治疗史等。一问一答,没有糖尿病,没有其他疾病和过敏史,目前没有吃药或补品,不抽烟,偶尔应酬喝酒,但不酗酒,不爱运动。以前都是用达克宁治疗脚气,一般用到不痒就停了,没有消过毒,不是篮球、足球等体育活动爱好者,属于宅男一枚,但是工作原因经常出差,因为胖,爱出汗,是个汗臭脚,夏天来临,趾缝儿经常出现脱皮或水疱,达克宁用两三天不痒了就停药,没有看过医生,也没有规律治疗过。这次是脚上问题出现超过一个月了,越来越重,开始还痒,后来有些肿疼,但因为出差没有看医生,也没有用药,还必须穿三接头的皮鞋加正装,结果昨天回京,在飞机上就已经穿不上鞋了。手上出现瘙痒性小水疱有3天了。不发热,也不腹泻。

问完病史开始检查,患者属于肥胖型的脚,宽且肉厚,趾间基本不能张开,两只脚前段对称性的红肿,以发生在三四趾和四五趾间的糜烂为主,有些脓性分泌物和大片状的死皮,围绕着糜烂就是小水疱,伴有脱皮、红斑,蔓延到脚掌心,没有压痛;皮肤温度不高;双手掌可见很小的水疱,尚未出现破溃或脱屑现象,但是自觉手足又痒又热。我用棉拭子先取了脚上的脓和手上的水疱液,用无菌刀片刮取了一些脚和手上的皮屑,让护士进来抽血查血常规和血糖进行快速检查,并告知患者,等待结果需要1个小时,棉拭子细菌检测需要3天,而真菌镜检即可报结果,脚上的皮屑是可见菌丝,手上的没有。初步判断:足癣,疹样癣菌疹。

告知俩人病情,他们异口同声地问:"什么是癣菌疹?和脚气有什么关系?""问得好。很多人认为脚气没有问题,其实不然,除了因为真菌破坏皮肤，导致皮肤破损，易发生继发的细菌感染，如丹毒或败血症等局部或全身感染，以及你们常听到的糖尿病足，另外一个常见的反应就是癣菌疹。癣菌疹就是真菌感染后释放的真菌抗原，经血液带入某处皮肤，在该处发生了过敏反应。疹样癣菌疹主要见于脚气感染同时，在手掌或手指侧方有水疱，特别痒，有时甚至出现压痛，或者继发细菌感染。简而言之，就是真菌感染以后，又对真菌产生了过敏，所以是两种疾病存在，一是脚的感染，二是手的过敏。诊断上有癣菌素皮试试验阳性可以依据，但是目前临床上多不采用，而治疗上就需要既抗感染，又抗过敏，同时进行才可以，一般需要两周。"

"这病严重吗？"男患者很紧张，"我明天还能出差吗？""根据目前的情况，不重，但是也不轻，属于中度，但不建议你出差，尤其不能穿正装，最好穿凉拖，甚至不穿鞋，在家晾着。""那我老板得骂我，项目正紧着呢，我不去，我同事就得一天跑俩地方。""那你看着办吧，若是不积极处理，或者病情加重，病程可能会超一个月。"牛不喝水我不会强按头。"会不会死吧。"我心里想，看来项目确实紧张，不死就得上战场，钱怎么这么重要呢。若是得了不治疗就死的病，有几个还能不放下手里的工作。网上不是流传着吗：你死了，工作立马有人干，但是你的家人会因此陷入水深火热之中，工作上离开谁都可以，所以别拿健康来赌博工作。"死倒是不会，就是治疗要拖延。""那我先出差，不过我一周后就有两周休假，若是不行，我回来再看。""若是这两天病情加重，你一定要么给我发邮件，要么到当地医院看，我把药先给你开足些，以防中途加量。"对于这种不能控制外界因素的情况，我们需要考虑到最严重的可能，因此可以备药，或者建议患者什么情况下到医院再看病等。血常规检查结果出来了，没有特别异常，血糖正常。我根据患者情况开了左西替利嗪，每天吃 1 片，口服 14 天；特比萘芬片，每日 250mg，连用 14 天；盐酸小檗碱 200 片，嘱咐其每天用 20 片，碾碎并温水溶解后泡脚 20 分钟；加上外用炉甘石洗剂，每日两次，以及一管派瑞松，嘱其目前手上可以外用，而脚上需等渗出消失时再外用；准备了泼尼松龙片，若手上水疱增加，可以服用，每日 80mg（16 片），每两天减半量，共服用 8 天。

加上针对脚气以后的护理、治疗以及预防依前解释一番，两人拿药离去，我接着看诊 10 点的患者，已经耽误人家 5 分钟了。

3 天后，两处细菌培养结果回报，呈阴性，但是我收到患者邮件，附上图片，手上的水疱明显加重，几乎累及全手掌，且掌根部位的水疱全部融合成大疱，有些破溃已经流水，倒是无脓，而脚上的糜烂红斑也比之前加重，几乎半个脚背都红肿，全脚趾缝都糜烂，有脓，趾缝根本不敢碰触，脚背前 1/3 有压痛。回拨电话一问，原来出差几乎全天穿三接头的皮鞋，每天睡眠时间不足 4 个小时，根本没有时间泡脚，只是偶尔用炉甘石洗剂，口服药还有漏服的，问我怎么办。

我能怎么办，谴责患者是没有用的，对自己这么狠，也不知道为了什么。既然没有时间泡脚及外用药，先加强口服吧，把准备的泼尼松龙片口服上，根据经验，还需要加口服抗生素抗细菌感染，因为脚背已经有压痛，可能出现了继发的细菌感染。结果让我无言，没有带泼尼松龙片。好吧，只有去当地医院开，毕竟抗生素也是需要处方的。什么？去医院也没有时间！病可不等人哎。"你不是说不会死，只会拖延病程吗？我能不能两天后回京再复诊，我挤压工作，从 7 天到 5 天，后天晚上就能回京了，我大后天一早马上找你治疗。"哎哟喂，先生，我说的不会死是因为当时你的情况没有这么严重，若是脚上的感染这两天发作，伴随高热出现，可能会出现败血症、脓毒血症等严重后果，那就可能会死人啦。我真不知道说什么好。患者的老板，你可找到个好员工。

"抓紧时间吧，先把手边的药吃上，一定使用小檗碱，脚都化脓了，还不当回事。用电脑工作的时候，脚就泡着吧，然后尽快回京。"

两天后我再见到患者的时候，比邮件中照片里的情况还重，都不知道他怎么干的工作，怎么回来的，真是坚强。患者已经全手都是融合性大疱，因为疼痛，根本不能接触物品，脚上连普通拖鞋都穿不了了，只能踩着拖鞋，中间用绳子绑着两道，全脚肿成熊掌，红、热都还局限在前脚背伴轻压痛，脚上所有趾间都明显糜烂，后面两个趾缝已经露出鲜红的糜烂面，有明显的脓和部分脓痂，因为脓痂导致趾头有粘连感觉，碰触后剧痛，边缘的水疱和脱皮见不到多少。好在患者没有发热，腹股沟淋巴结肿大但无触痛，细菌感染不重。还得做手脚的细菌培养，重点是赶紧治疗。

我给用依沙吖啶溶液清洗一遍，又用过氧化氢清洗一遍，再用生理盐水清洗，然后在趾缝中涂上湿润烫伤膏，盖上纱布。再次嘱咐如何用泼尼松龙片，如何口服抗真菌、抗细菌、抗过敏药物，如何外用小檗碱泡脚。而手上的疱，大的做无菌抽吸处理，回去后再加上硼酸溶液冷湿敷。3天后若好转，7天复诊，若无好转，立刻来看。每天监测体温，压一下脚上红斑处疼痛是否减轻。患者被我们的保安推着轮椅出去拿了头孢呋辛酯和硼酸溶液走了。3天后，细菌培养回报，手上的呈阴性，脚上感染的是表皮葡萄球菌，无明显耐药，有附着细菌可能，头孢呋辛酯加外用药物足矣。患者发来邮件，病情没有加重，但是也没有减轻，无发热等症状，继续服药。7天后复诊，病情好了一小半的样子，手上大疱没有了，还是有小疱发生，但疼痛减轻。脚上略消肿，脚背的红和热消失，趾间糜烂面有些干燥，仍旧有轻度渗出并触痛。继续治疗，停头孢呋辛酯，口服左西替利嗪和特比萘芬，继续用小檗碱泡脚和外涂炉甘石。把泼尼松龙调回每日 20mg 继续口服 7 天。14 天后再复诊，这回好多了，手上虽然有一些新起的小水疱，但多数都干枯结痂，脚上的仅后两个趾缝有脱皮。嘱咐其开始外用派瑞松于脚上皮肤，另停用泼尼松龙、特比萘芬、炉甘石洗剂、小檗碱，继续口服左西替利嗪。21 天后再复诊，除了手上还有些小水疱，脚上基本痊愈，嘱咐其继续口服药物到 28 天，外用药物到 35 天。消毒鞋袜到 35 天。35 天后复诊，终于所有皮肤表现都基本正常，此次疾病终于痊愈。本来两周不到的疾病，非得拖成一个多月，怨谁呢。

总是有人问，为什么脚上容易长脚气？因为足部皮肤没有皮脂腺，所以缺乏皮脂腺分泌后被分解产生的能抑制真菌的脂肪酸。足部皮肤角质层又几乎是最厚的，角质层中的角质蛋白是真菌生长的营养物，因此，真菌容易生长旺盛。且足部皮肤汗腺丰富，出汗较多，容易造成有利于真菌生长的潮湿环境。加上足部穿着鞋袜，容易造成局部环境闷热，脚汗难以透发，保持潮湿环境，从而更有利于真菌的生长和繁殖。以上几个因素造成真菌在足部的生长发育繁殖较其他部位皮肤更容易。

一旦出现脚气，建议积极治疗、早治疗、足疗程，消毒鞋袜，控制传染源，并注意生活习惯，做到以上几点便可以使得脚气不再复发。若是因为脚气造成其他问题，也需要在控制真菌感染基础上同时给予其他治疗，这样才能更好地达到临床控制的效果。但是有些脚气继发的问题并不能很好控制，尤其是淋巴管炎或丹毒，淋巴管中继发的细菌感染不容易被清除，容易在初次感染以后反复复发，给患者的生活带来诸多不便，所以控制脚气的发生和发展是源头，不要因为它的症状轻，自觉无碍而忽视它，一定要尽早充分重视起来，将其扼杀于微末之中。

疲劳后
过敏来叩门

　　按部就班的生活如流水一般，缓缓地就到了秋天。北京的秋天是最美的，除了漫山遍野的红叶，还有秋高气爽的天气，早晨起来深吸一口气，都觉得肺里满满的都是清新。虽然近来雾霾天气影响了秋天特有的美景，但是仍旧比夏季要多很多优良的空气质量天数。夜晚能见到的星星也超过 10 颗。生活在目前的北京，我的要求已经降得很低了，银河早就不知道在哪里，能见到几颗星星感觉很好，若是能见到一轮大明月，幸福得就要冒泡了。

　　一大早，同事们陆陆续续来到医院，坐在一起，早交班以前一般都是吃早饭和聊八卦时间。护士小 Z 一边热着她的牛奶一边问我："袁大夫，我昨天和以前的同事聚会，她让我带着问问，她身上总是起荨麻疹，什么原因？"我转向刚博士毕业就来到科室工作的医生小 V："你说说，能有什么原因？"小 V 是个有些腼腆的人，当初面试的时候决定聘他，是因为他学习背景很好，北医本硕博毕业，又在三甲医院工作两年，英语口语语感很好，有很好的发展培养前途，能够给医院搭建人才梯队。长得很帅，但是美中不足的是有些腼腆，一个男孩子，笑起来却有点儿羞涩，这种情况也是在学医的男生中普遍存在的，需要在很熟的情况下才可能暴露心理的小情绪。那些高富帅多在理工科学校，唉，谁能理解我的颜控小心思。"嗯，嗯，荨麻疹的常见原因就是药物过敏、食物过敏、微生物感染以及一些物理因素，如冷、热等，需要详细问患者病史，才能有助于临床判断原因。你能把她电话给我，我问问情况吗？控制症状也不是最终目的呀。"虽然仍有些学究气，但是已经知道怎么更好地服务患者了，提高服务水平不是一个口号，需要站在患者角度考虑，并且能够多方面给予指导。我坐在餐桌旁，努力给面包片上涂抹果酱。

"打个赌啊，我想她起荨麻疹的原因是精神紧张，不会有别的因素。""啊，不会吧，你还能未卜先知？"小 Z 和小 V 异口同声。"你们先想想她的工作氛围。"小 Z 说："哎呀，别提了，可累了，还受气，基本不能正常下夜班，加班是常事。"小 Z 护理专业毕业后，和她的几个同学一起找了一家三甲医院，她和这个得病的同学都在骨科工作，因为没有北京户口，是合同工。过了两年，小 Z 找了一个机会去英国工作了 3 年，从英国回来后就加入了和睦家医院，而她的同学则一直留在骨科，这么多年了也没有换过工作。骨科护士很辛苦，不仅要有技术，还要有体力，骨科急诊手术又多，术后需要密切观察，因此，她们基本上都是超负荷工作。年轻时还能抗着，到了 30 岁左右就可能出现精神和身体状态双下降，除了腰肌劳损，多数会发生皮肤问题。我原来在三院工作时，一到骨科会诊，就会被护士们围着问这问那，常见的皮肤病就是荨麻疹和神经性皮炎。"你问问她，发生荨麻疹的部位是不是多在压迫位置，比如内衣和内裤勒紧的位置。"我开启大仙模式。小 Z 拿起电话，打开微信，对着手机说："我

们大夫问你，荨麻疹发生的部位是不是多在内衣和内裤勒紧的位
置？"一会儿，听到手机发声，一个略显疲惫的声音："是啊，
下班后回家，脱了就先挠一会儿，不管它，还会自己好。吃抗过
敏药也管点儿用，但是我不想每天吃药啊。"小V看着我一乐：
"袁大夫，你怎么知道？""仙人掐指一算就知道了。"我哈哈笑，
心里想：我自己得了两年半的荨麻疹，现在要是熬夜或睡眠不好
偶尔还会发作，排除了一堆的原因，就剩下精神因素了。有些人
甚至要服用一些抗焦虑药物来缓解精神紧张。

　　情绪紧张、感情冲动或抑郁后，会产生一些生物因子，如神经递质、神
经激素和神经肽的受体，导致肥大细胞的膜受体和配体相互作用，转导活化
途径，引起皮肤产生瘙痒，进而发生风团。以钝器在皮肤上划痕以后，局部
出现和划痕一致的风团，称为皮肤划痕试验阳性。和情绪有关的皮肤划痕试
验并不是很典型，可能仅仅发红而不引起风团。在做致敏原测试的时候，有
些致敏原会呈弱阳性反应，临床上即便避免这些致敏原的摄入或接触，仍不
能明显缓解症状。但若是接触这些致敏原过多、过久，比如检测螃蟹呈弱阳性，
那么若是一顿饭就以大闸蟹为食，吃个十个八个的，瘙痒的症状就会明显加
重。我临床上就遇到过这样的患者，吃海鲜大餐前先吃一粒抗过敏药，这样
既饱口腹之欲，又不会引起身体不适，弄得我哭笑不得。其实还是避免接触，
不吃为好，因为过敏引起的机体反应到目前为止研究并没有特别明确，谁知
道合并的症状以及后续的变化？谁又能肯定地说抗过敏药控制了瘙痒症状，
就一定能同时控制过敏的各个阶段以及对其他器官组织的影响呢？

一般在临床上诊断情绪因素引起的荨麻疹，需要排除慢性感染和压力因素引起的荨麻疹。慢性感染包括了各种急慢性感染因素，如牙周炎、胆囊炎、泌尿生殖道的感染等，有些感染并没有被患者和医生发现，检查也比较困难，而压力性荨麻疹则是局部皮肤受压迫后 4 ~ 6 小时出现风团，属于物理性荨麻疹的一种。情绪因素诱发的荨麻疹则以瘙痒和红斑为主。睡眠充足和精神放松很容易减轻发作程度。让老板给个带薪休假是多么有效的治疗手段，我经常开的处方就是去三亚或马尔代夫度假吧，海岛休闲总是使人忘忧，但是海鲜大餐还是要注意的，不然北京郊区美美的小镇风情也不错。服用抗过敏药，如氯雷他定、西替利嗪和依巴斯汀等都可以减轻症状，有效预防，但是需要我们及时注意皮肤的信号，若是忽略它给的警告，那么疾在肌肤就会发展成疾在腠理，甚至膏肓了。

一大早就给他们普及了一点儿过敏的知识，希望这些孩子们能在有限的生命中平衡工作和生活，而不像老一辈们无私奉献了一生，却难谈及享受高质量的生活。目前社会都在谈及正能量，这不仅仅是全社会的美好努力，也是对个人情绪的一种引导，对于皮肤科医生来说，正能量的情绪可以缓解 70% 的皮肤病，如银屑病、脂溢性皮炎、白癜风等，利人利己利社会。反过来，光泽亮丽的皮肤又能给患者带来好情绪，正反馈的结果就是越来越好了。死去元知万事空，何苦沉迷于坏情绪呢。每个人平均 3 万天的寿命，无论是高兴的一天，还是忧愁的一天，都不会再回来经历，千万不要浪费了生命，有爱就大声说出来吧。

很多医生会抱怨，说现在医疗环境不好，医生没有得到应有的尊重。其实我一直认为，一个巴掌拍不响，医疗环境的变化，既非一朝一夕变坏，也非一朝一夕变好。我们要各尽所能，每个人都向着好的方向努力，才会在我们这一代迎来春天。一边敷衍了事，一边等待别人创造好的环境，甚至自己还自觉不自觉地充当了打手，只能换来更恶劣的医患关系。既然从事了奉献度高的行业，就不要想着自身的经济得失。我崇尚一句话："德不近佛者不可为医，术不近仙者不可行医。"仅仅把行医当作养家糊口行当的，还是尽早干别的工作吧。

网上流传过一首小诗，我很喜欢。模仿仓央嘉措版：

> 看与不看，
> 患者都在那里，
> 不多不少。
> 批与不批，
> 病志都在那里，
> 不增不减。
> 让我的努力，
> 走进你十五天的治疗里，
> 或者你把十五天递进我的手里。
> 默然，焦虑，期盼，好起，
> 你若信我，
> 定不负你。

避孕套过敏 ✹

　　身为一名女皮肤科医生，若是遇到男患者看隐私部位的皮肤疾病，要比男妇科医生看女性妇科病的情况好得多，起码不用有第三女性在场避嫌。在目前女性皮肤科医生占 85% 以上的情况下，一个想看隐私部位的男患者想找个男性医生，估计还是不太容易的。和睦家的皮肤科男医生更是凤毛麟角，我们连续招聘了 3 年，结果应聘而来的都是女性，想求一帅哥而不得，只好每次都要和看隐私部位的男性患者说抱歉了。换位思考，估计我去看妇科，若是遇到一位男妇科医生也会不好意思。但是协和医院皮肤科知名教授好几位都是男性，而国外的妇产科医生更是男性居多，毕竟妇产科诊疗也属于力气活，男性更有力量优势。

　　其实疾病就是疾病，疾病本身就是个人隐私，不宜到处宣扬，隐私部位的皮肤疾病也是病，并不存在更隐私之说。作为专业的医疗工作者，一定会注意保护患者的隐私，和睦家医院有专门的隐私保护培训内容，因此，无论是名人，还是普通患者，都不必担心病情泄露，更不要因为不好意思而拒绝看异性医生。每次遇到羞涩的来看隐私部位皮肤问题的男性患者，我都会对他们说，医生眼中只有疾病，虽然现在讲的是社会－心理－医学模式，但是在医生眼中就是患者和疾病相关的内容，疾病是长在头脚还是长在隐私部位，是该病本身决定的，和患者的道德水平无关，无须不好意思，看病就是看病，没有其他想法。隐私部位的皮肤疾病又不都是性传播疾病，性传播疾病也不都是表现在隐私部位，尤其是现代社会性活动方式的多样性，也使得医生必须开拓思维，与时俱进，那些咽喉的、指头的病变也都要考虑。即便是性病，作为医生也不应为此歧视患性病的患者，医生是治病的，而道德水平的提高归思想工作者。无论中国古代医圣张仲景，还是西医鼻祖希波克拉底，都要求医生要公平、公正地对待各种患者。

性器官皮肤黏膜的过敏也是日常生活中常见的一种接触过敏，尤其是对避孕套和一些助兴的油，当然也有些洗剂导致的刺激和过敏，这些是随科技和产品广告宣传应运而生的新问题。诊断治疗其实都不是特别难，但因为患病部位的特殊性，对患者压力更大，并且因为症状多自觉偏重，治疗上要求能尽快控制病情，恢复健康，还必须安抚患者，对于可能存在的形态和功能的影响等要解释清楚。

一个阴天，患者不多，护士进来说下一个患者是隐私部位的皮肤问题，可能有些小麻烦，因为患者和女朋友之间的气氛不对。

进来一个小伙子，高高大大，带着打扮时髦的女友。女朋友一副气势汹汹的样子，不断地瞪着小伙子。一进门，还没有坐下，就对小伙子说："你把你的事儿都和医生说说，让医生来看看是不是你做坏事了。""我跟你说过多少次了，我没有，我真的没干坏事。"我一看，一定是姑娘认为小伙子有了另外的性接触导致的隐私部位问题，才会大动肝火，这时候不能干看着，需要立即灭火，别在诊室打起来，万一动手，再把我伤到，或者损坏各种设施，更麻烦，以前也有过夫妻间吵架，我们被殃及池鱼的情况，事后只有一个道歉，多不划算，赶紧安抚。"先坐下，和我说说情况，隐私部位的问题不一定就是性病，先别扣帽子，我们诊断以后才能下结论，错怪了就不好了。"小伙子赶紧拉着女孩坐下。"医生，我跟你说，我真没有外遇。一天前，我发现下边出现了好多小红疙瘩，但是之前只有跟她在一起过，结果她说她没有问题，肯定是我在外边接触了别人才感染上的，非说我是性病。我真没有，我说不是，她不信，就来你这里看了。""一定是，不然怎么会得病。"姑娘嚷着说。

我一听就知道，这种情况需要医生立即给出基本诊断，区分性病和非性病，而万一是性病，一定要先控制住姑娘的情绪，不然看这样子，一定会在诊室内动手的，姑娘这气场可真强，这可需要技巧了。"我先看看情况，然后咱们再谈病史什么的，好不好？"也先别问了，先看情况吧。性病其实没有多少种，中国法定性病才8种，国际上多一些，比如把成人疥疮和成人的传染性软疣都列入性病，所以也好判断。小伙子立刻站起来走到床边："医生，你看看，我真没有干坏事。"是个纯洁的小伙子。我一手拿无菌纱布，一手拿放大镜开始检查，小伙子症状不重，包皮轻度红肿，龟头有些小的充血性红点，没有脓性分泌物，也没有溃疡或水疱，但是全阴茎皮肤都有些发红和略肿。"什么感觉？"我问，"有点儿痒，龟头有点儿刺刺的感觉。""尿尿有不适吗？""没有。""以前有类似的情况发生吗？""没有，从来都没有过。""最近一次同房是什么时候？""前天。""有避孕吗？用什么避孕方法？""我们以前是体外射精，后来听说不安全，最近开始用避孕套。""最近多久？"我跟着问题一步步问。"有多长时间？"小伙子转过头来问姑娘。"有10天了。一共才用了4次。""前天也用了？""对。""当时有什么不舒服吗？""没有太不舒服，就是觉得有些刺刺的，完事后我洗了洗，当时没看出来不正常，第二天早上就红了，也有点儿痒了。""之后你用了什么清洗？""用的××专用洗剂。""你们一直用这个牌子的洗剂吗？""也不是，不过这个用了有两个多月了。这个不能用吗？""那倒不是，但是不能过度清洁，有些洗剂药性太强，尤其是女性洗剂，把正常的菌也杀死了，容易造成阴道内菌群失调。也有些洗剂本身呈碱性，使局部皮肤清洁过度，皮肤屏障功能下降，产生皮炎。还有对洗剂本身过敏的。会阴部皮肤黏膜是比较娇嫩的，需要呵护，不能过度清洁。""哦，那我们以后清水洗可以吗？""我建议普通沐浴露就可以了。若是有特殊问题，比如感染、过敏等，需要根据具体情况决定。还用过其他的用品吗？比如一些润滑油或者其他的助兴的东西。""没有，我们很乖的。""这是生活情趣，和道德无关，不是三无产品即可。扯远了，来谈谈你这次的问题。"

　　小伙子的问题从临床表现判断应该考虑过敏，根据病史，首先要考虑安全套过敏。其次要考虑清洁产品过敏，但是从皮损范围和使用时间来看，不太考虑清洁产品过敏。安全套有两个过敏成分需要考虑，一是乳胶，二是润滑油。乳胶过敏比润滑油过敏略常见一些。我们曾经有外科医生对乳胶过敏，手术手套多由乳胶制成，一场手术下来，手部皮肤就红肿、痒。也曾经有护士因为对乳胶手套反复过敏而辞职的报道，国外还曾经有过对乳胶手套过敏导致休克，甚至死亡的病例。经过多年研究，后来发现是乳胶手套中的一种成分引起的高过敏现象，去掉该成分以后，乳胶手套过敏概率大幅度下降，这个也是检测致敏原的一个社会原因，可以帮助厂家改进工艺，提高服务，减少人群发病率。再后来，发现有粉手套引起的过敏率也略高，因此改成无粉手套，目前，已经很少有对乳胶手套过敏的了，尤其是换成高能丁腈橡胶手套以后。尽管如此，在医院中乳胶制品几乎无处不在，导尿管、引流管、弹力绷带、药瓶塞、医用胶布等，因此，医护人员仍是乳胶过敏高发的人群，据调查，10% ~ 17% 的医护人员都会对乳胶过敏。而生活中，除了安全套，还有乳胶漆、键盘膜、奶瓶嘴、气球、防滑垫、橡胶玩具、运动健身产品、松紧带、发饰头绳、女性乳贴、乳胶床垫等，都含有乳胶成分或橡胶添加剂，对这些都要提高警惕，不能忽略它们引起的皮肤过敏。

而润滑油过敏则少见，我曾经经历过一个特殊的男性患者，外用了号称日本神油的助兴润滑油，结果不仅仅是阴茎红肿痒，全会阴部都被波及，在已经通过实物斑贴试验证实了呈阳性结果后，还不听劝阻，坚持使用该润滑油，因为他认为该润滑油比万艾可对他的兴奋作用更强，从而造成过敏反复并且加重，个别处的皮肤甚至发生了小水疱，最后在事实太严重的情况下放弃使用，病情才痊愈，这个患者反复就诊了3个多月，印象颇深，再后来每次来就诊都弄得我哭笑不得，甚至建议他去看心理科，我想应该不是所有男性都把性能力看作比健康还重要的事吧。

我在临床上还遇到过一个男性患者的过敏物质也很少见。他来找我看病的时候，躯体皮肤症状已经是反复发作超过6个月，用抗过敏药以后能得到很好的控制，但就是容易出现反复的过敏。常规斑贴试验显示是重铬酸钾、甲醛和橡胶添加剂过敏，食入和吸入致敏原筛查则都呈阴性。来找我看病的原因是和女友第一次无避孕套同房以后，阴茎和阴囊皮肤轻度红肿脱皮，外涂激素药膏以后立即缓解，结果3天后再次无避孕套同房，过敏情况明显加重，6小时后已经发生阴茎和阴囊皮肤边界清楚的明显发红、脱屑、轻度水肿，虽然没有水疱，但是碰触后疼痛。和他反复沟通，查找原因，才发现原来是女友使用了女性阴道避孕药，治疗以后，以该避孕药做斑贴试验，结果呈强阳性。在确定该过敏物质的同时，也嘱咐他尽量避免接触其他常规斑贴试验呈阳性的致敏原，经随访，该患者过敏症状未再发作。

乳胶过敏和润滑剂都没有现成的斑贴试验可以证实，因此，需要实物做斑贴试验。我和小伙子以及他的女朋友说了诊断，并开了低效激素药膏，嘱其每日外用两次，大约 3 天会明显好转，同时需要再次改变避孕方法，俩人挽着手高兴离去了。

有些少见的过敏，如对精液过敏，女性甚至出现同房后休克，这也属于急症。治疗方法按过敏处理，除了小心使用安全套，最好的解决方法——换伴侣。若想怀孕，建议做试管婴儿。

会阴部位的皮肤疾病，尤其是龟头和阴道部位的疾病，不能先入为主认为一定和性有关，尤其是医生本身，更不能因为皮肤问题或性的问题而对患者有偏见。曾经有一个研究表明，龟头部位反复发红，看似龟头包皮炎，在排除感染念珠菌等以外，银屑病和扁平苔藓占据了超过 90% 的比例，而这两个疾病都不是性传播疾病，初期的时候很容易误诊，尤其对那些有冶游史的患者，需要排除性病的可能。这些疾病治疗起来难度大，需要详细了解病情，不断做心理建设，医患共同努力。外阴部位还有几种情况不能当作疾病予以处置，一是阴茎珍珠状丘疹，二是异位皮脂腺，三是粟丘疹，四是色斑。前两种是正常情况，非疾病，粟丘疹一般发生在毛发苔藓的患者身上，过度清洁后皮肤黏膜干燥是诱因，色斑则基本上属于老年性皮肤改变，不能混淆于性病。还有其他皮肤疾病也可以发生在生殖器官部位，如乳房外佩吉特病，外阴增殖性红斑等，属于皮肤癌症和癌前病变，女性还有一个外阴白斑以及硬化性苔藓，也需要尽早干预治疗，预防癌变，千万不要讳疾忌医。

牙膏过敏有特点，基本是个大红脸

　　同学 S，结婚 15 年无孕，各种方法都尝试了，就差最后一步，因为先生坚决不接受试管婴儿，本来已经放弃了当妈妈的想法，就想着有生之年过二人世界了，结果年近 40 岁的时候，突然发现已经怀孕 3 个月了，我们都为他们祝福。在妇科同学的关心下，怀胎十月，生了一个可爱的宝宝，然后就是儿科同学上阵，尽心辅导，心理科同学上阵，解决产后抑郁问题，我本来以为若是宝宝没有婴儿湿疹，她又不想产后塑形、去妊娠纹以及私密美容等，也就没有我皮肤科什么事，只是看看她每天在朋友圈晒出的各种宝宝萌图，点个赞而已。结果孩子半岁以后，经常收到她发给我的各种宝宝皮肤问题的照片，先是幼儿急疹，后来是蚊虫叮咬后的包包，再后来是指甲起个倒刺，撕拉后出血红肿，还有各种疫苗注射后出现的皮疹问题，当然还夹杂着她的帮忙打听，以及和亲子班的其他妈妈交流以后班上其他小朋友的各种皮肤问题。平均每周一问，我也很少在线回复，都是抽空看看手机，看到图片能诊断的给个建议，不能诊断的，告知必须医生肉眼诊断。同学毕竟是医生，所以会把病史和其他阳性、阴性体征描述得很清楚。她除了我们的儿科同学，就属和我联系最为紧密，估计是因为其他科室的疾病不好通过照片或简单的病史就能诊断的缘故。看着她秀着孩子出牙了、会走了、叫爸爸妈妈了等，贴上了有儿万事足的标签。

有一天晚上过了9点，我正在准备一个讲座课件，是关于医疗美容的激光和注射部分。和睦家医院的医生都有义务对大众进行科普宣传，尽量发出我们的声音。目前美容的市场还需更规范，而我觉得医生的义务就是告知大众，哪些是靠谱的美容方法，如何根据个人情况选择美容项目，如何安全而有效地进行美容。我想只要我们能发出声音，那些不正规的声音就会弱一些，此消彼长，以此健康化这个混乱的市场。若是我们不去做科普宣传，那些不正规的声音泛滥，最终受害的是患者，而他们对正规的医疗也会丧失信任。我们与其私下里谴责那些不负责任的、追求最大利益至上的人，不如放大我们的声音以正视听，大家了解了，就能提高辨别是非的能力。

正在网上找图片美化幻灯片找得头晕眼花的时候，微信响了几声，我赶紧拿起手机，一看，又是我这个同学，估计孩子或孩子的小同学又有皮肤问题了。

她的微信有三条消息，两条是照片，两岁多的孩子头部照片和一张放大的嘴巴照片，照片上以口周皮肤为主一片红，边界并不十分清楚，蔓延到颧骨部位，略有水肿，没有明显脱屑和水疱，其他面部皮肤都正常。一条消息是文字描述："亲，咱家宝宝又出皮肤问题了。昨天晚上9点多开始，口周皮肤发红，偶有搔抓行为，问之曰'疼'，估计是痒，我给予润肤霜外涂一次，11点左右入睡，当时皮肤发红无减轻。今6点晨起观看，发红基本消失，又正常洗脸后涂润肤霜，当时又有发红。阿姨说发红到下午才消失。今晚8点沐浴后，再次发现口周皮肤发红，仍旧说疼，估计仍是痒，仍是有揉搓行为。我再次用润肤霜，仍旧不缓解，除了红和可能的痒，无其他伴随症状。近两周来无感冒、发热、疫苗注射、新添辅食、外出旅游，没有换新衣新帽、新枕头、新被罩、新润肤霜等，唯有 7 天前更换了一款牙膏，仍是最爱的草莓味，每日刷牙两次，每次坚持 3 分钟。虽然怀疑，但是牙膏过敏我没有听说过。附上小猪样面貌，有何建议？"

看看病史和症状描述，多清楚。根据这种情况判断，当然首先要考虑牙膏过敏了。任何新的接触或变化都属于致敏原的首先考虑范围。孩子其他情况无任何异常和改变，只有更换了牙膏，当然要高度怀疑。处理很简单，我回复了一条："我记得你家里有尤卓尔，建议润肤霜配合尤卓尔 1：1 混合外涂于发红处，若是明早已经不红，就不再用药。停止使用该新品牙膏，用牙膏在宝宝背上做一个斑贴试验就能明确了，记得发斑贴试验照片给我。牙膏过敏是少见，不是罕见，也不是不可能。照片照得清楚点儿，我留着当资料。若是有时间，带孩子来医院，我给你做个斑贴试验，看看能否找出一些过敏成分。"

牙膏过敏是少见，可能是个别成分引起过敏，国内没有常规的斑贴试验来确诊，但是国际上有牙科筛查系列致敏原检测。牙膏过敏因为少见，资料不是很容易攒。有临床照片，加上斑贴试验结果照片，就是一个完整的临床资料，以后当教学片看也是一个财富。从教学医院出来的，教学意识还是有的。知识就是一代一代这么传下来的，咱也得给医学发展添砖加瓦不是！

4 天后，同学又发给我微信照片，面部皮肤恢复了肤色，而宝宝的后背有一个红色圆形斑片，轻度水肿，边上画着蓝色标记，这是一个加号的斑贴试验结果，确诊是该牙膏过敏的主要证据。但是因为牙膏的成分很多，包括粉状摩擦剂、湿润剂、表面活性剂、黏合剂、芳香剂、甜味剂及其他特殊成分，有些还添加了药物，一款牙膏一般含有超过 10 种成分，若是一种牙膏过敏，可能会因为成分相同，导致对一些品牌牙膏仍旧过敏，因此，找出过敏成分更靠谱。但是因为目前国内市场上成品的斑贴试验试剂尚不能特异性地针对牙膏成分，我们建议可以选择化妆品成分的斑贴试验试剂代替，因为其中的一些成分相同。同学对比了新品牌和老品牌牙膏的成分，发现标注的成分有4种不同，我从化妆品斑贴试验试剂中仅仅找到了一种，因此，也没有做试剂的斑贴试验，只是嘱咐其注意牙膏的使用情况，有诱导过敏发生的品牌不再使用即可。虽然牙医建议我们不要终身使用同一个牙膏品牌，但若是过敏，还是选择一款牙膏品牌较好，毕竟牙膏的主要成分是摩擦剂，其他作为配套的成分只能忽略。生活小窍门中，我们经常用牙膏做磨砂剂或止痒剂，要小心谨慎，以防过敏。

这个世界上有
不能接触水的人
——水过敏

　　这个标题看着很吓人，连水都过敏了，还有什么能用，但是确实有人就是对水过敏。皮肤和水接触后会出现三种疾病，根据不同的临床表现和原因分为水源性瘙痒、水痛症和水源性荨麻疹。其中，水痛症被认为是水源性瘙痒的并发症，只是疼痛代替了瘙痒，而水源性荨麻疹其实并不是由水本身引起，可能是由于皮肤表面接触了可溶性致敏原，当致敏原接触水后作用于皮肤产生了过敏，多见于年轻女性，若是能注意清洁，更换护肤品，症状就会控制得很好。当然，通过临床试验找到可溶性致敏原，会更好地有的放矢。

　　水源性瘙痒其实临床发病率并不低，据统计，在一般人群中发病率可以高达 45%，但是很多时候因为临床症状不显著，会被忽略，也很少会因为很轻的症状去看医生。因此，流行病学统计不一定很准确。当然，因为医生对水引起的瘙痒重视不足，问诊和试验都容易漏掉，这也是诊断不明确的原因之一。我在临床上就曾经遇到过这样一个患者。

　　临近过年，大家都很兴奋，讨论怎么过年，准备哪些年货，一早上张大夫就兴致勃勃地给大家分享购买的干果。因为我们都习惯了早1个小时以上来医院，除了提前半小时要上早交班，剩下的时间还可以做一些非临床工作，减少下班拖延的时间，当然也是为了能有个停车位。我觉得任何医院的停车位都是老大难问题，即便是单独给职工准备，也都远远不足，因此，早到就不用到处找，有时候为了能有个停车位，甚至提前一个半小时来，如果时间充裕，还可以到附近公园做个晨练，我喜欢这样的生活。但是在公立医院的时候，不仅仅是时间不充裕，心情也压抑得多，任何一个人每天要看100个患者，恐怕都有厌倦生活的情绪，哪里还有心情欣赏蓝天、白云、青草、小鸟。医疗改革不仅仅是改革老百姓看病难、看病贵的问题，还要改善医务工作者的待遇问题。你好，我好，大家才好。

　　护士进来："袁大夫，有个人说是你的患者，但是没有预约，是外地人，早上刚到，要不你先看，要是做检查，还能有足够的时间。"夕发朝至的火车使得交通便捷很多，因此，在北京的医院遇到外地患者也越来越多。我们医院的各个部门配合得很好，一般会尽可能在半天内给出所有的检查结果和治疗方案，以免患者反复就诊，增加负担。当然，有些疾病的检查结果不能当天出，还是需要等待。护士遇到这样的患者也会提示我们，尽量在一次就诊内满足需求，以后如无特殊情况，可以邮件指导。其实这样算起来，和睦家的诊费就不贵了。多数患者会提前预约，没有预约的还是少数。外地患者不容易，趁着还没有上班，抓紧时间看看。

患者拎着一个旅行包进来了，风尘仆仆，眼睛还有些血丝，看来晚上没有睡好。

"你好，大夫，我就是之前在微博上咨询过的 ××。你说我是水过敏。我和家人来北京旅游，顺便来看看你。"

"啊，我记得，我们微博上讨论了很久。还有什么问题吗？"

"没啥问题了，按照你的方法控制得还不错。我来北京旅游，我就想见见你。我昨天打电话了，护士说你今天上班。我好多了，特别感谢你，我给你带些我们当地的特产。"她一边说着，一边从旅行包中拿出几包袋装食品，都是海鲜干货。

"哎呀，来就来吧，不用带礼物，病能控制，我就很高兴了。不过我觉得关于你的病，我们网上讨论得够多了，基本上把所有有关的情况都讨论到了，目前我可没啥新知识给你了。"

"我知道，我后来在网上也找了很多资料。其实我就是想当面谢谢你，你免费解答，我也没啥报答你的，就给你带些我们当地的特产，也不贵，没花多少钱，你可不知道，我之前看病花了很多钱。"

"不用这么客气，我能帮助到你，我也高兴。"

我自 2011 年开微博以来，几乎每天都在微博上回答患者的提问，尤其用了 4G 手机以后，网速快，更能随时随地看微博网友的问题，无论私信还是关注后提出的问题，总有些患者咨询后，仍旧觉得不放心，坚持面诊，不远千里而来，就是为了能面对面咨询一下。其实有些疾病在微博上已经基本回答完全了，患者也理解得很好，但是因为一些皮肤疾病爱复发，不易全部控制，或者有些属于疑难病例，患者总是患得患失，那么面对面地咨询，进一步解释病情和治疗方案，当然能更好地给予患者安慰，使患者更好地理解疾病，了解自身情况，回家以后能真正放松自己。

　　这个患者发病的时候 29 岁，住在南方海边中等城市，是个一岁半孩子的妈妈。产后多了一个毛病，一开始小腿不能接触水，只要接触，比如洗澡，不到 5 分钟，马上发痒，偶尔有烧灼感，以为是月子着凉的原因，吃了好多汤药和补品，无效。后来又认为是沐浴露的关系，停用也无效。再后来才发现是水，任何温度的水都能引起瘙痒，尤其是接触海水后症状更明显，停止接触水以后，一般瘙痒持续 1 小时左右。奇怪的是皮肤其他什么表现都正常，不红、不肿，无丘疹鳞屑，也不是鱼鳞病发干，触觉、痛觉等感觉也正常，就是痒，抓心挠肝地痒，掐疼了也痒。症状一开始比较轻，并且限于小腿，但后来越发严重，再后来甚至出汗多也开始瘙痒了，而且面积已经基本上扩展到全身，除了头皮、手掌和脚掌，一旦接触水，无一处不痒，仍以小腿为重。痒起来，什么都干不了，情绪异常焦虑，因为人不可能不接触水。看过皮肤科医生和中医科医生，一开始考虑荨麻疹，给予口服开瑞坦和西替利嗪，加上外用激素药膏等都不见效，口服和外洗中药也无效。在当地做了很多检查，包括致敏原血筛查试验，没有发现异常，后来还怀疑过肿瘤，也没有肿瘤证据。身体健康，二便正常，无其他服药史，新生儿也很好，孕期和哺乳期也都无其他特殊情况，微博咨询时已停止哺乳半年。自觉和饮食、睡眠没有关系，但是因为瘙痒和焦虑，睡眠不佳。说是有一个叔叔 40 多岁时曾经有过这种现象，后来因为意外去世了，细节不清楚。她为此苦恼很久，甚至有些产后抑郁。在网上查询的时候 @ 了我，发了照片，当时皮肤有很多抓痕，把病情一说，我就觉得应该是很有意思的一个病。来来回回一问一答好多条，问诊、发检查结果等。根据病史和检查结果，一一排除荨麻疹、药疹、皮肤干燥、其他致敏原因、静脉问题、肿瘤问题……最后才考虑水源性瘙痒。在治疗期间也是几天一条微博消息，直到控制得很好，才逐渐停止联系我，我也一直不知道她的姓名。在微博回答问题，能解决的就帮助解决了，不能解决的，还是建议做些检查，或者到医院就诊。微博诊治绝对不能代替面诊，即便远程医疗对于皮肤科疾病是非常实用和适用的，但有些仍需要望以外的触、扣、听。

其实水源性瘙痒的发病机制同很多疾病一样是不明确的，但是从临床看，男性更多见，诊断一般采用排除法和病史推理。当然，一旦有所怀疑，根据接触水的激发试验呈阳性是比较容易判断的。怕的就是医生脑中没有这个病的概念，容易误诊。治疗上，减少接触水是必要的，洗澡要洗战斗澡，因为头皮很少发生过敏，因此可以单独洗头。其他治疗方法还包括涂抹润肤剂、紫外线光疗、外用东莨菪碱溶液和小苏打溶液等，尤其是外涂小苏打溶液，效果还不错，物美价廉，方便使用。可能随年龄增大，水源性皮肤瘙痒会减轻，甚至消失，原因依旧不清楚。

一旦明确是水源性瘙痒，需要注意的是它经常合并一些内科病或肿瘤，也可能是一些皮肤疾病的皮肤症状，因此，全面体检很重要，包括全血细胞检查，排除真红细胞增多症、血小板增多症、嗜酸细胞增多症、骨髓增生异常综合征等，免疫学检查排除狼疮，尿液检查排除家族性乳糖不耐受，妇科检查排除宫颈癌，皮肤活检排除皮肤淋巴瘤等。若是发现有合并疾病，治疗以针对这些病因为主。皮肤瘙痒对症治疗即可。

和患者又聊聊关于该病的问题，并强调定期全身体检的必要性和重要性，有些并发症可能在水源性瘙痒发生之后才逐渐表现出来，甚至需要数年，比如真性红细胞增多症。患者起身离去。

走了一会儿我才想起来，忘了问她在北京待多少天，虽然现在交通便捷，但是来一趟北京，除了长城、故宫、颐和园、烤鸭，一些京味儿特色的胡同和小吃也要逛逛、尝尝的，我可以给几个建议。

对于微博上询问问题的患者，我基本上都会回答。但是有些患者的问题我基本上不理，一个是问"在吗？"这种我不回答是因为不能在线即时回答问题；一个是 @ 一堆医生的，感觉不受尊重，有撒大网捞小鱼的感觉，前文也有说到；还有那些问"痤疮怎么治，银屑病怎么治"的，什么症状、感觉都不写，也不配图，这种问题恨不得需要一本书的内容才能来回答清楚，微博上 140 个字只能大纲性地回答，缺少针对性，即使回答了，对患者本人也没用，有时间我会回答纲领性的东西，没有时间就会 pass 了，比如：灰指甲怎么治疗，回答：根据甲受累数量、受累面积、患者身体情况选择抗真菌性的外用药、外用药加口服药，可以辅以激光、磨削等治疗。当然那些做广告的一概拉黑举报，绝不客气。

雾霾与过敏
相辅相成

　　接到一个讲课任务，讲讲雾霾对皮肤的影响。北京的雾霾已经影响到方方面面，皮肤肯定不能例外，所以逐渐有文章发布关于雾霾对皮肤的影响，如同以前研究日光对皮肤的影响一样。赶紧列表、写PPT，一查文献，不得了，还以为只有中国在做这个研究呢，其实国外早就开始了，不过国外针对的方向是工业污染和尾气，而我们针对的是各个方面。虽然内容略有差异，但是说明雾霾已经是波及全世界各地的一个民生问题，尤其在中国，雾霾问题更是目前环境治理的重中之重。在北京，甚至一旦出现好天气，微博、微信朋友圈晒蓝天的消息都爆满，甚至起名"APEC蓝""北欧蓝""阅兵蓝"。在皮肤科有个明显的规律，雾霾过后，皮肤科的过敏患者会增多，其相关性尚未得到权威解答。因此，探讨雾霾和皮肤疾病的关系，以及如何在雾霾天气下减少皮肤过敏的机会，是皮肤科医生和环境学家共同面临的问题。而且不仅仅是皮肤过敏问题，还需要全面监测皮肤在雾霾天气下的整体健康情况。

　　世界卫生组织公布的2012年空气污染报告显示，全世界约有370万人死于环境空气污染。这一结果比之前预估数高出了一倍，也使得空气污染成为全球最大的单一环境健康因素，即环境空气污染对人体健康的危害是明确的。而在中国，随着各地频繁出现雾霾，人们对PM2.5（细颗粒物）从原来的陌生，到现在熟知，更加关注环境空气污染对人体健康的危害。最近全面开展的戒烟活动也是其中的一个手段。虽然有很多研究得出了很多结果，包括长期暴露于空气污染物中，心血管系统疾病和呼吸道疾病的发病率高，并且长期暴露对神经系统、免疫系统和内分泌系统有影响，甚至和某些癌症相关，但是对于皮肤却很少有探讨和明确的结论。目前已经发现工业化国家敏感性皮肤患病率逐年增加，包括亚洲的一些国家，有很多研究机构和个人做着相关性的研究，2015 年世界皮肤科大会上，也有一些科学家和医生做报告，探讨雾霾和皮肤疾病的关系，但是需要时间验证，等待明确的研究结果。

虽然目前关于心血管、呼吸道和癌症的研究如火如荼，但是我想，皮肤是人体接触各种空气污染的直接受害者，无时无刻不在接受着环境空气污染物的侵袭。因此，皮肤问题比其他器官问题应该更普遍。了解环境空气污染对皮肤健康可能造成的影响，不仅可以帮助我们正确应对这一新的环境，做好科学有效的防护措施，提高生活质量，还可以改进很多科学技术，提供对环境和人体有益的成果。

虽然目前雾霾和皮肤科疾病关系的试验较少，但是也得出了一些结果。越来越多的证据表明，环境污染对人类皮肤有不利影响，有些试验的结果表明，雾霾中的几个成分影响了皮肤的健康，其中，臭氧容易导致维生素 C 和维生素 E 的消耗，使皮肤老化，pH 值降低，含水量降低，多种抗炎因子水平降低，并干扰皮肤创伤愈合过程；颗粒物吸附到皮肤上可以造成过敏或原有的过敏症状加重。

敏感性皮肤或者说屏障功能不完善的皮肤更容易受到各种外界环境中污染物的影响。城市居民的过敏率明显高于农村居民。一些流行病学调查发现，部分城市出现了湿疹、特应性皮炎以及某些过敏性皮肤病患者在臭氧浓度增高的环境空气中就诊率增加的现象。在车流量大的城市中，某些儿童湿疹的患病率增高；女性面部皮肤老化特征在空气污染重的区域更明显，尤其以色斑为主；光敏感的皮肤在空气污染严重的环境下更易出现光敏感；暴露在雾霾天气中的皮肤更易干燥，面部 T 区更易分泌油脂等。

我在临床上经常遇到在国外长期居住后回国的患者，也见过去欧洲旅游一圈儿回来后就要马上看医生的患者。见面就抱怨北京的天气，让他的眼睛怎么不适，鼻子怎么干燥，呼吸怎么不通畅，皮肤怎么容易敏感，而在国外，那就是舒服，眼睛也不痒了，鼻子也不干了，嗓子也没有痰了，皮肤也水嫩嫩了，月亮又大又圆，星星密密麻麻，太阳晒得脱皮，下雨不用洗车。

我对北京也是又爱又恨，但这里要说句实话，雾霾是问题，但是那些身体的不适也不都是雾霾引起的。前面我就提到过，正常的北京人去美国呆 4 年，多数人都会花粉过敏，由此造成的流眼泪、流鼻涕、咳嗽和皮肤过敏，绝对不是雾霾的原因。而且环境污染也不仅仅是单一的 PM2.5 能概括的。北京的机动车和工业生产是导致雾霾的主要原因，可是我们的炉灶呢，中餐的煎炒烹炸应该也占了很大比例吧，想想北京人口数量，做晚饭过程中产生了多少燃烧后的污染物。还有笑话说，2500 万人口，每人每天放一个屁，都可以造成局部空气污染提高 100 点。还有那些柏油马路挥发的气体，那些森林火灾，也都是不同的污染来源。空气污染还不包括光污染和噪声污染，但这两者也都属于环境污染。因此，环境污染是全球问题，而不是一个国家或一个城市的问题，仅仅是不同城市、不同国家污染产生的原因不同而已。另外，雾霾除了在当地产生，还可能来源于其他地区，北京的雾霾就牵连着河北、内蒙古，甚至蒙古国和俄罗斯的空气情况，不然我们就不会有笑话"别

急，风到张家口了"的说法，也不会有西北防护林的种植，更不会有内蒙古
新疆防沙化的绿色行动。日本、韩国的媒体说北京雾霾已经影响到他们，也
不是凭空污蔑。但是说北京雾霾严重，其实全球排名应该还排不上前十。当
然，不能说这样就可以心存侥幸，但是我反对把所有的反应都归于一个原因。
有关注、有焦点、有努力是好事，但是疾病一定是综合因素造成的，不仅仅
是单一因素。又拿感冒举例，患感冒单单是病毒流行的因素吗？天冷、贪冷、
体质差、疲劳、患其他疾病等都可能是原因之一，综合作用，从而产生感冒
的身体反应。

因为空气污染，我们会建议大家注意皮肤清洁和保养，减少雾霾带来的
伤害，降低污染的损伤，但是在临床也经常会遇到矫枉过正的患者。据统计，
亚洲女性面部皮肤超过 50% 属于敏感型皮肤，其中就包括了过度保养。过
度保养的女性每天洗脸超过两次，每次洗脸都要用温热水，不仅用洗面奶，
还一定要加上卸妆油，每次都要洗超过 1 分钟，不搓出泥来不罢休，然后爽
肤水、精华素、眼霜、面霜、颈霜、隔离霜、防晒霜、粉底霜等层层垒砌，
最后再上一层彩妆，遇到同伴推荐或看到广告推销，马上更换号称作用更神
奇、效果更广泛、更能维持青春的各种品牌，加上每天用一次面膜，每周去
做一次桑拿或高温瑜伽，过了一年半载，皮肤发红、干燥，很多护肤品都用
着有刺痛感，皮肤容易充血，晒了、吃辣了、饮酒了，都会导致一个大红脸。
此时急急忙忙去看医生，医生给出个结论：敏感性皮肤或激素依赖性皮炎。
此时后悔莫及，催着医生给她治好，恢复原来青春靓丽的皮肤状态。须知，
破坏容易重建难，没有一年半载，也很难恢复，中间还有反复，结果有人越
治越没有信心。治疗方法我在前面护肤品过敏和激素依赖性皮炎中讲过了，
此处不重提。

🔍 小贴士

　　雾霾天，若是使用了无油彩妆，我们清洁时可以用洗面奶，每日洗两次，每次不超过 1 分钟，温水或温偏凉水即可。注意清洗眼睛、耳朵和鼻腔，还要及时漱口。清洗后除了外用保湿及含有抗氧化剂成分的护肤品，用以改善皮肤屏障功能，降低污染物对皮肤的渗透，还要做好防光护理。因为紫外线照射可能增强空气颗粒物对人体皮肤的有害反应。目前不断有新研发的抗氧化剂以及针对性的抗污染颗粒物的护肤品被应用到临床上，但是还需大量样本的临床测试以确定其安全性、功能性和有效性。

第五章

要美丽，不要过敏

一旦染发过敏 ✳
可能要剃秃头的

　　春节要到了，北京城反倒一片萧条，这是每年一次的场景，除了政府以及商家挂起来的红灯笼，以及树上早早就缠上的彩灯，北京城内并不容易让人感受到过年的气氛。那些平素人头攒动的市场、餐馆，也随年关的到来而关门停业，很多早餐摊儿和批发菜场都人去楼空，街道上也空空荡荡的。对于我们这些常住人口来说，路好走了，吃饭却不容易了，只能去超市买些方便食品对付半个月左右。但是年前的理发店却人满为患，毕竟正月不理发还是一个老传统，多数人还遵守着，因此，很多人会在年前去理发店烫发、染发，以新的形象迎接新的一年，染发过敏也就成了这个时节的高发问题。

　　因为都不想过年期间看病，所以年前患者偏多，而且医院除了妇儿和急诊，其他多数科室也休息，有急性皮肤问题的可能都需要加号来看。

　　看完了一个患者，护士进来："袁大夫，有位老先生能不能给加号看，人已经在外面候诊了，头肿得不成样子，看着很恐怖，下一个患者说要迟到 15 分钟，能不能现在给老先生看？"患者预约好就诊时间，有时会因为堵车等各种情况迟到，这就是加号的契机。若是人人都按时就诊，我们只能利用中午休息时间加号了。"好，听起来是个急症，下位患者若是来了，和他解释一下，急症有时候看病时间长些。"我对护士说。护士出去，带进来一对老夫妇和一位女士，老先生用女士纱巾蒙着头，一只手拿着有些发黄潮湿的纸巾，看起来是用来吸收流下来的黄水的。病情确实挺严重。女士扶着他坐到沙发上，对我说："我是他女儿。昨天早上我爸爸头皮开始痒，越来越重，有小疙瘩，然后开始逐渐流黄水，脸肿起来了，眼睛也肿了，今天早上就睁不开了，耳朵也大了一倍。""我先看看。"我戴上手套，医院配的检查手套是丁腈的，以防对乳胶过敏，这也是和睦家的特色之一。老先生头上的纱巾有几处已经和头皮连上了，去掉的时候，老先生口中发出嘶嘶的声音，有些疼痛。等纱巾全部去除，全头暴露再看，确实有些惨不忍睹，整个头全都肿起来了，面部皮肤肿得发亮，像个桃子，眼睛睁不开，只有两条缝，耳朵也红肿增大，头发都成束，一绺一绺地贴在头皮上，颜色却是这个年纪不应该有的极致黑色，全头面部遍布红斑基础上的密集黄色小水疱及水疱破溃后流下的黄水，耳后淋巴结也大起来了，颈部和手臂也有小红斑丘疹。看这个样子第一时间就能判断：急性过敏性接触性皮炎，致敏原就是染发剂。我脱下手套，用免洗消毒液擦了擦手，开始问诊："老先生的这种情况考虑是染发剂过敏，什么时候染的发？"女儿回答："我就说是染发剂过敏，他们还不信。这不快过年了嘛，我爸就想着再去染个发，3 天前到他常去的理发店，理发师说有个新的染发产品，我爸就被忽悠用了，花了 500 块，结果就成这样了。他以前也染发，每两个月染一次，从来没过敏，回头我得找那家理发店去。"

我问老先生："以前染发都是用一种牌子吗？""是的，每次染发都是同一种牌子，都用了好几年了，从来没有这种反应，那个理发师说这是新产品，纯植物，无添加配方，不过敏。不都说染发不好嘛，有毒、致癌，但我这头发不染不行，全白了，要是有毒性小的染发剂，我也想试试，那个新产品比一般的还贵一倍，我这罪遭的。眼睛肿得睁不开，现在啥也看不见了，我不会失明吧？""以后说啥也别染了，遭不起罪。"太太插话道。

"你们别急，染发剂过敏康复很快，治疗一周左右，过完年能基本恢复正常，不会失明的。"我得先给他们吃个定心丸。"那就行，过完年上班还能看出来吗？""基本上看不出来了，不过这两天你还是要遭点罪，因为肿胀和流水不能一天就恢复正常。""我知道。"

"太太说得对，以后尽量别染发了，若是非要染发，一定要先做个染发剂的试验，确定不过敏才可以用，不能别人说不过敏就真的不过敏。市场上现在有低敏的染发剂，低敏也不等于不过敏，只是过敏的可能性低，在人群中诱发过敏的比例低。你这次过敏以后，很多染发剂都不能用了，因为一次过敏，会对很多有相同成分的同类产品也过敏。白头发也很有气质，你看电视里好多老演员，满头白发多精神。"

"算了，不染了，这岁数白头发也能说得过去了。"老先生有些消沉，还一直用纸擦着不断流下来的黄水，这么一会儿已经用了4团纸了。

"我以前也不过敏啊，这次怎么就成这样了？""以前不过敏不等于对新的品牌不过敏，新的品牌有新的成分，或者以前不过敏，只是过敏程度轻，没有引起你的注意。"

"我跟你说个事儿，我以前染发后头皮痒，是不是就是过敏？""可能是，可能不是，因为我没有见到你以前的情况。有些人染发后头皮痒，这是染发加热后的一种反应，若是冷烫，多数情况下是过敏性瘙痒。""我是冷烫，热烫我受不了，太热了，感觉头皮胀。""那应该考虑过敏性瘙痒，而且这次你的过敏反应比较迅速，也考虑以前接触了致敏原，引起过敏，不然一般染发过敏的潜伏期平均是 7 天。"

我开始开处方。"老先生平时还有什么其他的健康问题吗？比如高血压、糖尿病等。"这些慢性病非常常见，北京市曾经做过调查，50 岁以上人群中，高血压占 50%，糖尿病占 20%，这些疾病会影响用药选择以及用药以后不良反应的发生，因为我要用激素控制急性症状，所以要提前考虑。

"没有，平时挺好的。""急性染发过敏表现比较严重的，一般建议口服激素药物一周左右，3 天治疗量，然后逐渐减量，同时配抗过敏药，加强外用药物的使用，因为流水比较多，建议用 3% 硼酸溶液做冷湿敷，然后外用激素溶液，以期望尽快控制症状。但最重要的是你需要尽可能地去除残留在头发上的致敏原——染发剂，最好剃个光头，如果考虑影响形象，理个最短的板寸，然后用肥皂水洗头，尽量清洗掉染发剂，没有致敏原继续作用，症状就更好控制了。""那要是女的长发怎么办？"太太问道。"女士很难接受光头和板寸，理发成这样也不现实，我们一般建议长发变短发，但是无论长短，一定要用肥皂水反复清洁，每天洗 1 ~ 2 次，连续洗 3 天，去除残留的染发剂是基本原则。反复用肥皂水洗，头发会枯涩，以后再用护发素保养头发就可以了。当然，肥皂水清洁后因为破坏了头发的毛小皮结构而造成头发分叉或部分断裂是任何护理方法都不能改善的。"我开了处方，告诉他们如何用药，"一周后若还担心，可以来复诊，一般情况下能恢复到基本正常，可以不用复诊。"一家人放心地离开了。这时下一位患者也刚好到，赶紧看，不然会过多占用其他患者的就诊时间。

染发剂过敏是在染发人群中常见，并且容易引起人们担心和疑问的皮肤问题，尽管市场上推出了很多种号称低敏或不过敏的染发产品，但发病率仍旧没有降低。除了染发人群过敏，染发操作者有时候因为接触了染发剂，也会引起手部皮肤过敏反应。

曾经在门诊接诊过一个美发学徒，16岁，离家来京打工，美发学徒和小工的工作是比较容易上手的，对于年轻的孩子是不错的职业选择。来就诊的时候，小伙子全手发红，略肿，满手的密集小水疱，已经有融合成大疱的趋势，并且很多水疱破裂，开始流黄水和结痂，到手腕部皮疹就消失了。他自己说，和师傅学着染发，接触染发剂后一周左右，皮肤开始发痒、发红，然后就开始出水疱。因为想尽早出师，学习很刻苦，手上的皮肤问题就越来越严重。我和他说，他的皮肤问题是染发剂造成的，需要戴保护手套工作，隔离皮肤，避免皮肤直接接触染发剂，甚至更换工作。小伙子很茫然，若是学会理发、染发这门手艺，自己的生活就有了保障，甚至能像师傅那样攒到一笔钱，回家自己开个理发店，养家糊口。目前已经学得差不多了，就差烫发没有学，若是放弃这个学了半截的手艺，不知道下一步应该干什么，而戴手套干活不太现实，因为他们这一批的学徒，包括师傅，都不戴手套，自己戴会不会太另类。看，医生除了治病，还要进行心理疏导。

我告诉他，过敏只是因为皮肤直接接触了染发产品，以后若是学习烫发，也可能对烫发产品过敏，而对于过敏的治疗，不接触是最好的治疗方法。不能因为治疗药物能控制症状，就忽略源头。和别人习惯不一样也不是什么骇人听闻的事，自己也不会因此成为行业的另类。我本人倒是觉得戴乳胶手套或其他手套给顾客服务，更体现职业范儿，不仅保护自己，也防止交叉感染，当然手套要一人一换。我也曾经听进修的医生说过，他们当地的医院不让皮肤科医生使用手套。每天看那么多患者，多数皮损需要触摸一下，也不可能看完每个患者洗一次手，那么医院内交叉感染就会很容易发生。希望服务以人为本的口号不是空话。

小伙子拿了药物，放心地离开了。后来又见过他一次，因为使用了号称低敏的染发剂，以为产品安全，没有使用手套，结果又诱发了过敏症状。两次的就诊，小伙子以后必然会终身记得使用手套进行染发工作。

曾经有个日本患者，因为头顶白发，特意返回日本买的日产低敏染发剂，仅仅染头顶皇冠位置的头发，结果4天以后，头皮瘙痒，还以为有虱子或其他问题，就诊时头顶头皮已经发红，出现极轻的水肿，双耳轮上缘也受影响，还是染发剂过敏。所以说并不是产地问题，更不能相信低敏就是不过敏的谎言。

低敏并不是不会过敏，对于高敏感的皮肤，一样会导致过敏的发生。市场上宣传的那些低敏染发剂，对于已经有过染发过敏的人群，建议先做试验，确定不会过敏再进行染发。也曾经有患者问我，若是在染发前做个斑贴试验，看看自己是否对染发产品过敏，是否更好？这样当然最好，但是目前国内还没有条件实行仅仅针对染发产品成分的过敏检测，我们一般选择化妆品检测的套盒或常规的60项筛查，会有一定帮助，而且有个别医院可以针对实物进行斑贴检测。国外目前已经有对染发剂的检测试剂盒，国内还没有，而且我们还不能排除那些三无产品造成的问题，那可是试验检测不到的。所以目前来看，最好的建议是一旦过敏，终身远离染发、烫发产品。

　　我曾经接到过一个演员公司的请求，他们希望我们能提供一个致敏原检测服务，针对那些常用的道具成分进行致敏原检测，这些道具主要用于古装戏的装扮，包括胶水、头套等。因为他们经常遇到有人过敏的情况，所以希望能在选择角色前，把这批人的过敏问题考虑进去，一方面保护演员，一方面减少公司损失，这是个有良心的公司。但是很遗憾，我询问了几个做斑贴试验试剂的公司，都没有针对此项试验的标准试剂盒，只能做实物本身的检测，这些样本需要公司提供。这种实物检测工作量不小，因为要做成几个浓度，还不能提前做出来，因此，和公司负责人沟通几次以后，他们还是决定不做检测了，让演员直接上装扮，有过敏反应的记录下来，以后注意。这个例子说明我们在致敏原检测上，并不能满足所有人的需求，反过来说，即便筛查出来呈阳性过敏的成分，不等于那些没有被筛查检测的成分不会引起过敏反应。毕竟我们最多筛七八十项，而每天我们要接触的成分却是成千上万。病史的询问必不可少，密切观察也是临床必须，不能一切依靠化验。

治疗腋臭，
先要考虑能否引起过敏

到了一动一身汗的夏季，很多人开始烦恼自己的体味。也有人烦恼腋下出汗多，湿了衬衫而影响形象。不断有人来咨询怎么才能去除自己的狐臭和抑制腋下多汗，其实这就是三言两语的事情。

狐臭，医学名词叫腋臭，指的是腋下出现的令人不愉悦的气味，类似狐狸发出的气味而得名，与出汗有关，但是不一定伴随多汗；与分泌的汗液有特殊的臭味或细菌与大汗腺的分泌物发生作用产生不饱和脂肪酸导致形成特殊臭味有关。这里面有两个身体组织与其相关，一是小汗腺，小汗腺分泌的汗液本身有气味，多汗就会造成腋臭，并经常伴有手足和头部多汗，因此，常常发生足部臭汗症；而另一种是大汗腺，大汗腺仅仅见于身体的腋窝、肛周、脐窝、外耳道以及女性乳房、乳晕等部位，分泌的汗液需要经细菌分解后才能产生臭味，以腋窝臭汗症为多见，但若是较重的腋臭，其他相应大汗腺分泌部位也会有体臭，因此，除体臭需要通盘考虑，而此种情况还多伴有黄汗症或色汗症，意思是汗液发黄、发红、发黑、发绿等，容易在浅色衣物腋下留下灰褐色颜色。

由此得出结论，臭汗症多见于多汗、汗液不易蒸发和大汗腺所在的部位，以足部和腋窝臭汗症最为常见。

小汗腺分泌和年龄无关，但是大汗腺受内分泌影响。在青春期内大汗腺腺体开始分泌活跃，因此，青春期才会出现腋臭等现象，到老年这种现象就会减轻或消失，同时与遗传因素有关。腋臭根据气味可以分为轻度、中度和重度3种，每天洗澡、出汗后自己凑近腋下能闻到气味异常属于轻度；出汗后小于半米距离能闻到异常气味属于中度；出汗后半米以上距离能闻到异常气味属于重度。

治疗轻中度腋臭可以每日多次清洁，涂爽身粉，外用抑汗擦剂，或者每6～8个月腋下注射肉毒素用以缓解。重症患者建议做整形科手术去除汗腺。因为可以用各种抑汗产品来缓解多汗和臭汗，所以每到夏天，各种去汗、去臭的广告铺天盖地。而临床上除了多汗、臭汗的诊治，又开始迎接新一轮的外用抑汗擦剂过敏患者。

抑汗产品比其他护肤品有较高的刺激性，发生过敏的概率也较高，因此，夏天的门诊我经常会对患者一遍一遍重复着，在微博和微信上也时常提示，但是仍旧不能降低这类过敏患者的就诊率。

　　七月酷暑难耐，一个大热天，连知了都不怎么叫了，我正在诊室舒舒服服地研究一款新进的德国指甲打磨机，非常好的磨甲机，医疗用品，专业性极强，在国外比较流行，不同于国内美甲使用的机器。因为欧美国家有足病治疗师这一职业，而中国医疗行业尚无该职业，修趾甲要到各种足疗店或灰指甲店，总有些不放心店内的卫生。这个机器可以针对较厚的灰指甲和各种嵌甲进行打磨，操作全部按照医疗要求进行，有利于临床药物的吸收和激光等杀菌治疗。护士进来："袁大夫，下一个患者来了，可吓人了，腋下都烂了。""小点儿声，门没有关。"和睦家医院要求保证患者隐私权，不在公共场合谈论患者病情就是其中之一，没有患者授权，配偶和父母都没有对患者病情的知晓权。诊室门没有关，容易造成隐私泄露。护士吐舌："我忘了关门。""你带患者进来吧。"一会儿，一个20多岁的女孩儿又着胳膊进来了。一边走口中一边发出嘶嘶的声音，明显是很疼，我赶紧先看其皮损程度。

"能脱下来先让我看看情况吗？然后咱们再谈。"若是先谈，患者容易情绪不佳，毕竟身体很不舒服，先看皮损，然后围绕皮损谈病情，更容易切入主题。患者动作明显缓慢，一边脱衣服一边说："能，但是你别着急，我得慢慢脱，疼死我了，不敢动，一动就和针扎一样，我都想撕掉这块皮了，哎哟哎哟。""那咱们慢点儿，别蹭得太疼。你应该披着衣服，就不用这么脱了。""哎呀，我没想到。"一听就是个不拘小节的患者。有时候患者几句话医生就能判断这个患者大概的性格，这是个很可爱的女孩子。我帮着她拉着一侧的衣服袖子，慢慢脱下了外套，留着小背心，我一看，两侧腋下皮肤像烫伤起疱，表皮已经基本卷曲在一起，明显糜烂有脓，边缘发红，边界不是很清楚，有些小丘疹和脓疱。轻轻碰触边缘皮肤，皮温也高一些，我先用棉拭子取了一些脓性分泌物。腋下淋巴结是不能摸了，疼得碰都不让碰，锁骨淋巴结和滑车上淋巴结都未摸到，看来感染并不是很严重，体温也正常。有感染情形，但是原因呢？一个一个问题问吧。

"几天了？""3天。""除了疼，还有其他感觉吗？""边上又疼又痒。""以前有过吗？""没有。""3天前腋下都接触什么了？""我每年夏天都觉得有点儿腋臭，用一些控汗的产品，觉得还行。今年在网上新买了一个控汗除臭的滚珠，用了3天，每天用2～3次吧。第四天我还没有注意，洗澡的时候我妈说你怎么了，我才发现自己皮肤发红，因为没有觉得不舒服，以为是热的，就没在意，然后越来越严重，昨天开始流水，还有些疼，今天早上才看见有脓。"

"一天用几次滚珠？""三四次吧。""这几天有发热吗？""不热，刚测的36.7℃。""你带着那个滚珠吗？""没有，扔了。""你应该带来，我看一下成分，到底是什么成分导致的。""算了，以后我都不用这些了。"又是一朝被蛇咬，十年怕井绳的人。其实抑汗除臭的成分多为甲醛、乌洛托品和一些精油类，若是能明确哪种成分造成的问题，避开就可以。

"你的问题要考虑有刺激，也不能排除过敏，但是现在因为病情比较重，引起了皮肤继发感染现象，因此，我们要同时抗感染，控制刺激和过敏情况。腋下细菌种类较多，我要做一个细菌培养加药敏试验，3天出结果，但是我们不能等3天，要马上进行治疗，在培养结果出来以前，先按照经验治疗，以依沙吖啶溶液冷湿敷为主，把药水放冰箱冷藏保存，别冷冻。药水是黄色的，湿敷后皮肤会发黄，不用担心，每天敷3次，每次30分钟，然后外涂氧化锌混合抗生素和激素药膏。疼痛严重时，建议吃些止痛药，如布洛芬等。其实湿敷后外用紫草油、甘草油或氧化锌油最好，但是因为目前这些药物都没有市售，个别医院有自制制剂，若是你能去其他医院开最好。"

巧妇难为无米之炊，有些药物很好，但是因为价格或生产标准等各种原因，没有市售，而医院自行配制的只能在本院处方出售，不可以二次售卖，因此，医生有时候会绞尽脑汁，尽量在患者最方便的情况下给予最合理的药物。

"停止使用外用产品后，刺激和过敏会在一周内好转，但是因为你有伴随感染的问题，恢复时间会略长一些，但一般不会超过10天。3天后我会给你打电话，告诉你细菌培养结果，我们再根据当时情况调整药物。因为你用的产品我不知道成分，因此，不太好判断是哪一种成分或哪些成分引起的过敏，一旦一种抑汗产品过敏，其他的产品也要小心使用，交叉过敏在临床上是很常见的。我们临床上能测的是甲醛过敏，需要等你皮损好转以后才能做这个检测。现在先治疗皮损、多汗和臭汗，若是不想使用抑汗产品，轻中度的腋臭可以尝试注射肉毒素。肉毒素也有一定的风险，因此在注射前，需要看医生进行仔细评估。你现在的情况不能判断腋臭的程度，需要等皮损好了以后，根据臭汗、多汗程度来决定最佳治疗方案。其实有些是不用治疗的，只是自己夸大了臭的程度，这个我们以后再来探讨。"

我给予简单清创覆盖上纱布后，患者披上外套，拿药离开了。

遇到这样的患者我会相当遗憾。本来在早期发现情况不对，立即停止使用就能控制，结果因为继续使用刺激物或致敏物，导致了更严重的后果。若是腋下感染继续加重，还可能留有瘢痕，后果更是不妙。而在外用这些护理产品以前，也没有意识到可能会发生不良反应，听信广告宣传，以为很安全，结果盲目购买，钱和身体都受到了损害，得不偿失。

　　3 天以后，细菌培养结果出来，还好是表皮葡萄球菌感染，也不是耐药菌株，开具的药物正好对症，不用更换。给女孩儿打电话，通知结果并询问病情，得知她在别的医院买了一瓶甘草油，依沙吖啶溶液湿敷后外涂甘草油，现在已经好多了，不流水了，无脓，但是有痂皮，动的时候有紧绷和轻度疼痛感，没有新的皮损发生。嘱咐她可以继续外涂甘草油，有滋润痂皮的作用，别让痂皮过早脱落，避免引起皮肤新的创伤。一周后复诊，痂皮大多数都已脱落，个别米粒大小的还黏附在皮肤上。皮肤呈粉色，还好，基本上没有留下瘢痕。停用湿敷溶液和甘草油，外用喜疗妥软膏。两周后复诊，所有痂皮都脱落，后脱落的部分有些小凹陷，皮肤淡粉色，原有皮损周边有些发黑，属于炎症后色素沉着性改变。停药，外涂润肤霜和爽身粉即可。皮肤全部恢复到原样大概需要 3 ～ 6 个月。闻了一下，半天没有洗澡的情况下根本没有女孩儿形容的臭味，说明原来腋臭即便有，也是很轻的，根本用不到除臭剂，单纯清洁加爽身粉即可，看这罪遭的多不值。我再次告诉女孩儿，出现身体问题，别自作主张，先问问朋友或家人，当然，最好问医生，不想去医院也可以利用现代医疗手段，网络这么发达，总有机会搜索到靠谱的回答。

　　我在临床上还遇到过一个手汗、脚汗特别多的男孩儿，高中在读生，手上的汗可以如小雨滴下，脚上的汗，一脱鞋，屋子满是熏人的气味，整个脚掌都被汗液浸泡得发白、起皱，有水肿感。因为住校，宿舍同学抗议，更换了几个宿舍，学校不能提供单间，因此来询问有何治疗方法。若是现在，当然建议患者选择肉毒素每 6 ～ 8 个月重复注射，但当时还没有肉毒素注射可以选择，只能口服药物乌洛托品，口服以后所有的体液分泌都会被抑制，口干、眼干是明显的表现。加上外用一些硫酸铜溶液浸泡，控制得还可以，但是停药一周马上就恢复原样，患者对口干也很苦恼。后来有人建议进行交感神经星状神经节阻滞治疗，患者去了，做了该手术，手上的汗少了，脚却没什么效果。我后来又看诊过他一次，那时刚有国外肉毒素注射的试验结果，我建议他尝试注射国产的肉毒素，但是被拒绝了，仍旧选择每日更换两次鞋袜，并外用乌洛托品溶液浸泡，尚能维持。这种情况外用抑汗的市售产品是根本无效的，必须寻求医生的帮助，值得庆幸的是，这种情况会随年龄增大而逐渐自行缓解。

 小贴士

最欣喜的消息，国家已经批准了一款仪器 Miradry，可以通过微波加热方式，使大汗腺和小汗腺细胞得到破坏，减少汗液分泌，也就能治疗腋臭等相关问题了。多数进行 1 ~ 2 次治疗，终身有效。我相信科技会使人生越来越美妙。

漂亮的金属饰品
是常见的致敏原

　　生活其实一直都是忙忙碌碌的，上学时不觉得，工作以后，突然发现一年又一年过得飞快，年底的时候回望一年的收获，经常有今夕何夕的迷惑。每年年初给自己定下的目标，并没有感觉时间紧迫而达不到，但有时候真的到了 deadline（最后期限），又需要给自己加压，加班加点完成。一天工作下来，就想躺在床上伸伸我有点儿变形的小脊柱，这个高中时候因坐姿不良造成的问题，导致我没有选择更劳累的妇产科，但是皮肤科一样不轻松。在皮肤科，星期五下午一般是繁忙的，很多白领会提前下班来看一看不怎么严重的皮肤问题，然后从容回家休息或和朋友聚会，他们方便了，我们就会很累。

　　7 月的一个周五，正忙着，护士电话过来了："袁大夫，骨科病房请会诊，我已经和他们说了，只能下班去。"我们的护士很能干，我们目前还没有像外国医院那样安排医生助理，所以护士做了很多助理的活计。像会诊这种事情，若是需要当天去，一般就会安排到下班，若是不需要当天去，会尽量挤着安排到第二天预约表中。原来在三甲医院的时候，会诊一般都在下夜班后去，因为普通会诊 3 天内就可以，但是和睦家医院不同，需要当天会诊当天看，因为每天的预约都满满的，甚至超额，不可能抽出时间去病房会诊，只能下班去，约定俗成，也不用多问，尽管我已经和一个很久不见的朋友约好见面聊天，也只能抱歉迟到了。我的朋友都知道，若是聚会我没有提前去，那一定是有患者给耽搁了，不然一个非常痛恨迟到的摩羯座怎么可能让别人等。曾经有个流行说法：千万别期望一个医生能准时参加任何定时的聚会，因为可能会出现各种突发情况导致行程延误，甚至取消。

处理完门诊最后一个患者已经五点半了，赶紧跑着去病房。"什么情况？"会诊需要和管床医生或护士先沟通。医生不在，只有值班护士、小护士和我汇报病情："患者 32 岁，男性，外伤后左侧股骨骨折入院，3 天前做了内固定手术，今天中午发现伤口位置出现红色皮疹，很痒，现在有扩大的趋势。医生看过了，初步考虑过敏，已经口服西替利嗪，外用炉甘石洗剂，但不太管用，皮疹情况加重扩大，越来越痒，管床的王医生请你帮助会诊，给个专科意见。"会诊就是出现了不是本专业的疾病，需要专业人员给予专业意见。原来说隔行如隔山，其实在医学界，隔专业如隔山。如果让我看一个眼科疾病或耳鼻喉疾病，我是说不出个一二三的。虽然皮肤过敏是常见病，很多医生都有概念，但是能否正确诊断和治疗，尤其是准确判断致敏原，最好还是请专业皮肤科医生给出意见，手不能伸得太长。

我就曾经被一个做内科护士长的丹毒患者家属质疑，患者有糖尿病，但是输液用药必须用葡萄糖溶液，根据常规，我加了 4 单位的胰岛素同时给药，希望点滴后高血糖不升，结果该家属认为我在没有内分泌科医生会诊的情况下，擅自加了胰岛素，不合规范，指着我的鼻子高声大嚷："你怎么知道必须加胰岛素而不是根据患者血糖口服药物，你怎么知道是 4 单位而不是 8 单位合适？"我回答："这是常规处理，我们也会监测患者的血糖水平，会根据血糖水平调整用药，发现血糖异常会请内分泌科医生会诊。"但是反驳也没有用，必须马上请内分泌科医生会诊，当时我们和内分泌科楼上楼下，紧急会诊，医生来得也快。内分泌科医生来了以后，又把我批评一顿："刚入院，没有血糖监测结果，患者之前有一个月没有查血糖了，我怎么知道他现在血糖多少，是否需要调整用药？按照常规，给4单位胰岛素，然后查快速血糖，再做一套糖尿病常规检查，再请会诊。"哎，里外不是人，还是得先给4单位胰岛素。

思绪有点远了……

和护士一起来到病房，看到一个帅哥，皱着眉躺在床上，可能听到了我们进来，睁开了眼睛。对于颜值高的帅哥，颜控的我有时会想聊个天，但是今天不行，我还有约会呢，而且已经晚了。开门见山："你好，我是皮肤科袁大夫，你的管床医生王大夫说你有一些皮肤问题涉及伤口位置，让我来看看。"戴上一次性丁腈手套，"我需要再次打开你的包扎敷料，看下皮肤情况。""好！"小伙子声音不错，配合形象，给个90分。打开敷料，一道20厘米的伤口出现在眼前。骨折情况不轻，做的是大手术，伤口对合得不错，但是在伤口以及围绕伤口近4厘米的范围，皮肤整体发红，有些肿胀，红色上面有密集的小丘疹，个别丘疹上还有些小水疱，也有的出现表面细小鳞屑。确实是过敏，而且要考虑较高概率的植入金属过敏。

金属离子引起的接触性过敏性皮炎是比较常见的，大概占10%～15%，包括医疗器械、植入物或人工置换物，因此，医疗过程中我们一般都不会忽视，有些即便有皮肤接触症状，植入后不一定引起系统反应，所以临床上还是以常用的植入物或人工置换物为首选。但是临床常见的不是这个系统反应，而是一些皮肤直接接触金属后产生的过敏。

我们知道有很多女生不能戴仿制的首饰，只能戴纯金、纯白金、木头和玉石，稍微含一点儿合金都会引起皮肤反应，这多是镍皮炎。我在临床上经常遇到扎耳洞后发生过敏的患者，总觉得这些大多数是可以避免的，却因为不了解这个科普知识而发生炎症，有些则会产生瘢痕疙瘩，本来是想扎个洞，结果扎出一个蛋黄大疙瘩。耳饰过敏在年轻女性中尤其常见，第一次扎耳洞时只想着疼痛、能否感染以及是否扎得对称，往往忽略了过敏，而过敏因为延迟反应现象，通常在扎耳洞后带了几天的耳饰品才发现红、肿、流水，以为是感染，反复外用红霉素软膏或百多邦（莫匹罗星）软膏都无效，直到去除耳饰才会在3天内好转，但是好转以后发现耳洞闭合了。更有甚者会出现一个硬的红疙瘩，逐渐增大，成为瘢痕疙瘩，这时后悔也无用，只能反复看医生进行诊治，遭罪又费钱。所以扎耳洞之前一定要问问自己，是否有对裤扣、手表带等过敏的表现，比如夏季脐周或手腕部发痒、起红包，如有，就基本上会发生耳饰过敏情况，因此，扎耳洞后要直接用纯金或纯白金的耳饰，不能用玫瑰金、925银或90白金等不纯的耳饰，因为它们含有合金金属，虽然含量少，但是时间一长也会引起过敏；还可以用消毒后的棉线、塑料细软管（临床上常用小儿点滴用的头皮针的导管部），甚至茶叶棍，这些都不含有合金，不容易引起过敏。穿孔后要立刻外用抗生素药膏，连续使用至少5天，最多可以用14天，防止感染。不建议反复用酒精消毒，因为酒精本身会刺激伤口，延缓伤口愈合。

一旦发生皮肤或其他部位的镍过敏现象，每次接触镍都会发生过敏反应，我们称为无限期持续，绝对不能存有侥幸心理，以为某一天就不再对镍有反应。我们通常对这类过敏人群戏称为公主，因为饰品只能用贵的，不能用对的。当然也有好消息，等身体老了以后，各种反应能力下降，会延缓和减轻对镍等金属的过敏反应，但是年轻时反复接触会造成皮炎、湿疹情况越来越重，非常影响形象。

常见的引起过敏的金属是镍，也有铬、钴和铝，我们也叫镍皮炎、铬皮炎、钴皮炎和铝皮炎。在欧美国家，约有 10% 的女性及 2% ~ 4% 的男性对镍过敏。镍、铬和钴常用于生产各种不锈钢、合金和镀金等材料，这些材料直接接触皮肤后，汗液等体液可以使活性金属析出，刺激皮肤，引起过敏，或者通过口服等途径引起皮肤反应。常见的致敏物有义齿、眼镜、胸罩钢托、搭扣、耳环、项链、发卡、手表、戒指、金属纽扣、金属拉链、凉鞋金属饰品、金属劳动工具等。有些食物中富含镍，进食过多也可以造成系统过敏反应，富含镍的食物多为植物性食物，如丝瓜、蘑菇、茄子、洋葱、竹笋、海带、黄瓜、豌豆、扁豆、大葱以及茶叶等；而动物性食品中的肉类和海产类镍含量较多，如鸡肉、羊肉、牛肉、鲫鱼、黄鱼、虾等。一般膳食中每日可摄入镍 70 ~ 260μg/d，我国仅仅人造奶油有镍限量（≤1mg/kg），其他食品均未制定镍的限量标准，而欧盟、美国、日本等无普通食品镍限量，仅部分国家有油脂镍限量（0.1 ~ 0.7mg/kg），我国油脂镍限量为 1mg/kg。镍在人体中的正常作用是刺激造血功能。一旦确认镍皮炎，还要给予低镍饮食。

除了湿疹、皮炎等过敏表现，还有些女性表现为手足密集水疱，称为汗疱疹，或者手掌足底部位的脓疱，称为掌跖脓疱病，这两种情况也是医生建议做斑贴试验的一个依据。若是铬钴合金的牙托、牙冠等引起过敏，还可以引起局部牙龈肿胀，甚至有些人因口含金属发卡或铅笔上的金属环而引起唇炎。一个有趣的现象是镍皮炎不一定在所有接触部位都发生反应，考虑和镍的吸收程度有关，夏季多汗部位，因汗液多，从而析出镍多，出现过敏的机会就多，其他金属同理。穿刺后皮肤破损，或者是有出血的伤口，金属过敏率也增加，因此穿耳洞，甚至鼻孔、舌头、肚脐等部位穿孔，都有可能造成过敏，需要从业人员和求美者审慎对待，穿孔前详细询问过敏史，提前预防，穿孔后仔细观察，发现情况及时处理。

铝皮炎非常罕见，早期斑贴试验中多使用铝制小室作为贮存致敏原的容器，但是现在改为低敏的塑料小室。目前常用的斑贴试验中也没有对铝过敏的检测，只能靠临床询问病史及一一排除法确诊，用时较长。

曾经听老师说过，有一个医院的外科主任，大腿外侧每到夏天就会出现湿疹样皮疹，反复发作 10 余年，偶尔左侧，偶尔右侧，部位基本对称，面积也不大，但是造成很大困扰，也看过许多知名医生，对原因都说不出个所以然，气得他抱怨皮肤科医生都是庸医，连个小小的湿疹都控制不住。后来找到治疗湿疹皮炎最权威的医生，也就是我的老师，认为可能属于少见致敏原引起的过敏反应。各种排除后，想办法做单体金属铝斑贴试验得出结论是铝过敏，各方寻找原因，结果是夏天他的裤兜中一直放着的钥匙，钥匙放在左侧，左侧就会出皮疹，放在右侧，右侧就会出皮疹，夏季汗多，又是穿单裤，钥匙中的金属铝很容易析出，造成反复过敏。解决了过敏的来源，他的大腿皮疹再也没有发作过。这也属于典型病例，医生帮助患者找到原因是控制病情的最重要因素。

"你以前有过什么东西过敏吗？""没有，不知道。"既然不知道，只能引诱问答，虽然这是问诊技巧中不建议采用的，因为有倾向性。"有义齿吗？不管是补牙洞，还是烤瓷牙。""没有。""夏天戴手表吗？""不戴。""夏天的时候肚脐周围有过痒的情况吗？""呃，有过。""最近有过吗？""有。""能让我检查一下肚脐周围皮肤吗？"若是能看到皮疹，就更有帮助了。"好吧。"我打开衣服，充分暴露脐周皮肤，嗯，不出所料，见到脐周已经有些发黑、发厚，并且皮损边缘有红色小丘疹，这是金属性质的皮带扣或裤扣造成的过敏，因为瘙痒而反复搔抓造成的苔藓化，这可太影响颜值了，找对象不能都看脸。"这种情况有多久了？"我继续询问，详细病史要包括疾病发生情况、持续时间、治疗情况等。"有几年了。"问发病持续时间最怕的就是含糊，几年可能是两年，也可能是九年，甚至有可能是十几年。很多患者都容易忽略这个问题，觉得这不重要。其实病史长短很重要，医生可以通过时长来判断疾病的发生、发展以及预后的基本情况，以此予以指导治疗。比如银屑病，若是已经患病十年，且治疗不规律，要判断不良治疗后有无并发症的后果，而病程一个月的银屑病，基本就不用考虑会出现严重后果。我曾经还遇到一位老太太，问疾病发生几年，回答是她到美国给闺女带孩子那年。但是医生怎么知道她哪一年去的美国啊。看病可不是朋友之间天马行空的聊天，只有充分利用有限的门诊时间得到更多的知识点，才能获得最大收获，因此，见到医生之前一定要做功课。原则上患者要清楚告知医生疾病发生的时间，慢性病到年或月，急性病到日或小时，特殊情况，如中毒，最好精确到分钟。

　　"大概是几年？"我接着问。"反复得有七八年了，就夏天出现。""那看过医生，做过检查或治疗过吗？""没有，冬天就好了。"这意思是疾病不重不用看医生呗。

　　基本确定是植入的金属引起的系统接触性皮炎，此时就需要和患者详细交代病情和预后了。这种情况其实有些棘手，如果患者病情持续加重，可能需要二次手术，取出植入的钢板和钢钉。若是能用药物控制住症状，可以等骨折愈合后在规定时间内取出钢板和钢钉。

　　听了我对病情的交代，患者有一丝难过："我怎么这么倒霉。"是啊，骨折就够倒霉了，还碰到概率不大的植入物过敏，看来可以去买彩票了，中奖概率也会高。"别急，我们看看通过抗过敏治疗能不能尽量挺到取钢板和钢钉的时候。若是控制不住，只有手术取出，更换材料了，二次遭罪啊，希望你是不幸中的万幸者。"即便植入物过敏，若是这个植入物不是终身植入的，一般可以不用二次手术取出。

　　回到病房，还要和主管医生交代患者病情和治疗建议。王医生此时正在电脑前写着病历，看来还没有下班。"我第一次知道骨折后打个钢板还能过敏。""是啊，发病率不高，因此术前交代病情的时候，即便我们交代过任何植入物都有可能过敏，但是毕竟发病率低，危险程度又不高，因此不受重视。你轮转过整形科吗？""没有。""在整形科，假体植入手术太多了，垫鼻子、垫下巴、隆胸……所以术前交代植入物过敏是非常重要的一环，不管是鼻子假体、下颌假体还是胸假体，植入物过敏都是很讨厌的，只能取出，不然真的会烂掉，美容不成反毁容，这个可和医生的技术无关，也不是感染，之前也不好预期。还好，多数骨折手术的植入毕竟是短期的，若是能控制过敏症状，等到拆假体以后自然就好了。要是关节置换术，假体终身存在，就比较麻烦了。"

想起曾经在骨科会诊时看过的一个做股骨头置换术的老先生，因为金属过敏，只能二次手术更换材料，遭罪又费钱。"之前我们不能预测吗？""临床上很难，你知道，能预测的过敏太少。像青霉素过敏可以预测，因为属于速发型的过敏，但是皮试呈阴性的人，注射以后还有机会过敏。若是迟发型的，我们很少会在术前做斑贴试验。目前即便有过曾经的义齿、眼镜等表面皮肤接触金属过敏，或者做过斑贴试验发现镍、铬等金属过敏，也不等于一定会发生植入物过敏，这是个低概率事件。尤其现在的植入物多为钛合金，合金里面镍、铬含量太低。美国有个金属纽扣行业标准：每个星期每平方厘米释放的镍必须小于 $0.5\,\mu g$，因此按照标准制作的各种医疗器械或生活用品，引起的过敏概率更低，可以忽略。""人体太复杂，这种情况只能认倒霉了。""那倒也是。"我跟着感慨起来。

"那你怎么一眼就认定是植入物过敏，而不是敷料什么的接触过敏？"好大夫要不断学习新知识，跨专业知识最快的学习方法就是交流。"经验啊，小同志。"我也开玩笑起来，"辅料接触过敏一般是有很明显的边界，和接触物形状一致，比如胶布过敏等。若是消毒的碘酊过敏，则皮疹均一，不会是以伤口位置为中心的皮疹重。若是手术贴膜过敏，全部贴膜部位都会有反应，加上他有过金属过敏的发作病史，即便我们不做斑贴试验，也基本能确诊了。当然了，最好做斑贴试验，但是目前不能做，必须等身体整体情况控制不错、停药至少 3 天以上才可以。因为患者过敏症状较重，如果此时做斑贴试验，可能会造成愤怒背，就是引起测验部位的皮肤整体发红，造成假阳性的结果，这也是斑贴试验的注意事项之一，而且骨科手术一般用几天激素预防粘连，激素可以造成斑贴试验呈假阴性，所以现在不是好时机。哦，对了，患者是个年轻男性，用了几天激素，可能会引起激素性糠秕孢子菌性毛囊炎，若是额头、前胸、后背出现红痘痘，你就别叫我了，直接开具克林霉素溶液外涂即可，因为辅料含有酒精和薄荷，用时注意刺激。"临走前再给点儿福利。

患者通过抗过敏治疗效果还不错，基本能控制症状，令人惊奇的是，一年后拆了钢板，不到两周，过敏症状就全部消失了，这就是过敏治疗的主要原则，不再接触致敏原，过敏就会痊愈。叮嘱患者以后万一再出现需要植入手术的情况（这种交代病情听着总像是诅咒，因此交代前我一般都会说"抱歉，万一哈，万一哈"），包括种植牙，都要和手术医生强调这次植入物引起的过敏，若是打耳洞，直接用纯金的。若真的需要外科手术植入假体，注意材料选择，目前有陶瓷的材料可以作为较好的替代。

骨折后的相关皮肤问题还有石膏引起的热痱子和血液循环不良造成的皮肤干燥，也有因手术后预防粘连使用激素后引起的毛囊炎，都比过敏容易处理。

哎，本小节要说的是美容金属饰品引起的皮肤过敏问题，怎么扯到骨折上去了？因为这样说显得金属过敏严重，读者能够记得清楚一些，也更知道特殊体质不能随便接触金属，一举两得。

护肤品过敏，常见又讨厌

　　从病房出来，急急忙忙赶赴约会。到达时，朋友正靠在椅子上埋头玩手机。"快，点菜，饿死我了，就知道你会迟到。"朋友是个急脾气。"哟嗬，咋了，让人煮了？"朋友一抬头，我吃了一惊，面部一片发红，还有些小肿胀、小丘疹，倒是没有水疱，这情况还能出来见人，不去医院找我，还真是汉子。"别提了，刚买了一种补水面膜，前几天开始用的，连续用了3天，当时没觉得不对，第三天开始有点儿痒，然后越来越严重，这不就约你了，给看看。""敢情你不是请我吃饭，是让我看病来了。""顺便，还有几个朋友的问题，我都照了照片，一起给看看。""还组团看啊，收费。"我一边开玩笑，一边从包里拿出我的小设备——一个带光源的放大镜，一个强光镜。"坐好了，我看看。"皮肤科检查设备不多，虽然有些需要做皮肤B超、CT、病理、刮皮屑等专科化验检查，以及一些其他检测，但是凭经验，半数皮肤病肉眼即可做出准确判断。放大镜是很好的基础设备，我知道很多时候同学、朋友聚会都会顺便让我看看皮肤问题，因此，随身携带一个灯源放大镜也成了常态，强光镜看凸起的包包更方便。"先点菜，再看，不耽误时间。"统筹规划学得很好嘛。"过敏不能吃辣的，也别吃火锅、干锅，热也不可以。""知道，所以我才约你来港式茶餐厅嘛。""那你就看着办吧，别整虚的，家常菜，一荤一素、一汤一甜点就好。""好好好，我知道你穷讲究。"损友在一起不损上两句就不自在。

点完菜，我拿起放大镜对着朋友的脸看，有红肿、小包，还有轻度小脱皮，但是仅仅限于耳前下颏以上位置，下颌骨位置还有一个明显的边界。用强光镜再看，小包密密麻麻，顶端带着小脱皮。"你用的是纸膜性质的面膜吧？""你又当半仙呢，猜得这么准。""因为水洗面膜边界没有那么清楚，猜什么猜，这是经验，懂不懂？"我们又开始互掐。

"你过敏了，以现在这种情况，停止使用面膜，以后这个牌子的面膜都不能用，也要注意这个牌子的其他护肤品。安抚皮肤就可以，冷湿敷，是冷水敷，不是冰水，4～10℃的水倒在毛巾上，最好是这种餐馆提供的擦手小方巾的厚度，或者4～8层纱布，潮湿程度以不滴水为度，浸湿两块，一块放在冰箱准备着，一块敷在脸上，2～3分钟后两块毛巾更换，累积冷湿敷15～20分钟，每天2～3次。敷完以后再涂氧化锌霜即可。要是没有条件冷湿敷，一直用自来水也可以，就是湿敷的时间需要长一些，要超过30分钟。""我前几天用冰块敷，没事吧？""目前看着没有事，但是不建议用冰块敷，因为掌握不好度，容易在过敏基础上冻伤，处理更麻烦。""那我没有冻伤吧？"这位还顺杆爬了。"还没有，不过别用冰了，你这么傻的人，掌握不好度的。"

"讨厌。氧化锌没有激素吧？"这位也是谈激素色变的主儿。"跟我这么久白跟了，怎么还不知道氧化锌是安抚收敛剂，不含激素，儿童的护臀霜主要成分是氧化锌，而防晒霜的主要物理防晒成分也是氧化锌，有些爽身粉的成分也是。不过若是严重的过敏，也不能拒绝使用激素，激素是很好的药物，但是需要正确使用。目前谈激素色变就是因为滥用激素造成的。当然，你现在的问题是滥用护肤品造成的。"

"我没滥用，就是看着网上宣传得好，就买了。"

"网上宣传得再好，你看到实例了吗？中国女性面部过敏的半数原因是因为护理不当，这还是初步统计数字，因为很多人使用各种化妆品时，若是出现轻度皮肤反应，往往不就诊，仅仅自己换一个牌子了事，因此，很难确切统计化妆品过敏的发病率。但是从全球范围来看，发病率不会低于10%。我们国家为什么化妆品过敏的发病率高？因为滥用，因为烂牌子多，因为劣质的多，因为虚假宣传，因为群众知识含量不足，原因太多了，所以建议你以后选择一个大牌子，别换来换去，想靠护肤品来维持年轻貌美，那还要医学美容、整形大夫干什么？想靠护肤品把大脸变小？做梦！"

"哎呀，你就别说我了，我知道错了。我这种过敏得几天能好啊，需要忌口吗？"

"最好一直不好，给你深刻记忆，免得我说什么你都不听。""哎呀，我听还不行吗，我就是想换一个牌子，不想总用同一款护肤品了，没想到就这样了。"

"你呀，我每次聚会都会谈谈护肤美容的事，你就不往心里去。"

"好了好了，赶紧说我多久能好吧。"

"一般情况下，过敏以后，只要摆脱致敏原，症状在7～10天就会消失，过敏期间不建议喝酒、吃刺激性食物，如辣椒，洗澡水和洗脸水也不能过热，温水或温偏凉的水最好。还要注意防晒，不然容易造成炎症后色素沉着，恢复到正常皮肤状态的时间会延长。有些皮肤会保持敏感状态，易红、易干、易过敏，可能会持续4～8周，甚至更长，那我们就必须跟着皮肤状态走，护理也需要4～8周，甚至更长。还有什么问题？"

问诊都成习惯了，结束后总要加上一句"还有什么问题"。

"有啊，什么叫一般情况，还有什么特殊情况？别整那些书袋子话。"是有点儿职业口吻，不亲切了。

"一般情况就是不出意外的情况，若是倒霉，来个重复过敏，或者避不开高温、日晒等刺激，就会是特殊情况，刚提到的皮肤敏感状态也是特殊情况，持续时间延长，不可预测准确时间，甚至再来点儿感染，更麻烦，还可能会留疤。""哦，知道了，就是这几天我注意别化妆、别晒着、别吃辣的、别喝酒、别去厨房炒菜呗。那还会再犯不？"

"一旦发生护肤品过敏，一定要注意其他护肤品引起的交叉过敏反应，本来没事的，也可能会过敏，新的护肤品更要警惕，选定一款不会引起皮肤过敏、适合你皮肤类型的护肤品就别更换了。护肤品的作用都差不多，高档护肤品的美容作用主要在心理，而不是实际。女人有钱了，不用点儿品牌货感觉对不起自己。正规厂家生产的就可以。不建议频繁更换护肤品，若是一款适合自己皮肤类型，用着没有刺激和过敏，价格上也能承受，建议就别换了。我们临床上建议若是有过敏性面部皮炎，最好使用保湿类医学护肤品。养护皮肤四字箴言'保湿防晒'。"2015年5月，中国医师协会皮肤科医师分会推出了《保湿类医学护肤品在皮肤科应用指南》，可以参考。

　　"你就知足吧，除了你这种护肤品引起面部过敏，还有很多化妆品皮肤病呢，听老师讲，他遇到过一款洗发剂引起斑秃脱发的病例，还有美白过度引起白癜风的，治疗痘痘结果痘痘更多的，刺激就不用说了，还有严重过敏引起全身反应的，什么情况都可能发生。"

　　我们说的护肤品是狭义的化妆品，多指洁面乳、爽肤水、精华液、面霜四种产品类型，不同于广义的化妆品。化妆品在词典中的定义是：具有清洁、护肤、美容和修饰作用的日化用品，如粉底霜、唇膏、香水等。化妆品可以用于人体表面任何部位，如毛发、颜面、指（趾）甲、口唇、外生殖器、牙齿和口腔黏膜等，因此，化妆品有很多种，如清洁用的肥皂、洗面奶、牙膏、洗发香波和沐浴液等；除臭用的香水；防晒用的防晒霜；调色用的口红、指甲油、眼影和染发剂等；头发定型剂；祛斑霜、抑汗剂等疗效型的产品也属于化妆品，当然还有护肤品中起营养保护作用的润肤霜。这些产品的包装上都会标明：卫妆字××，我们选择化妆品，要选择带妆字号的，而那些标有药、健、消字号的需要谨慎，没有批准文号的更是要警惕，三无产品要不得。当然，最好在医生指导下选择，以免上当受骗。

　　护肤品多为两大主要作用，清洁和防止水分蒸发，其他说得天花乱坠的效果都是毛毛雨，若是为此觉得 A 比 B 好，能带给自己返老还童的作用，不要轻信，若是护肤品有这样的作用，还用那些医疗手段干什么？面部过敏的女性，有 56% 是因为不当护理造成的，不当护理包括频繁更换护肤品牌、过度清洁去角质，过敏出现以后的不当处理等。现代社会对女性要求太高，除了要像个男人一样在职场拼搏，还要时时注意形象，尽量延长年轻貌美的时间，因此，很多护肤品的宣传都强调具有抗皱、美白、均匀肤色等作用，但其实真要想逆老化生长，该做手术做手术，该激光激光，该注射注射，靠护肤品达到医疗美容的目的，目前为止太难。

"那你能知道我到底对护肤品的哪个成分过敏吗？要是知道了，我在买护肤品的时候避开这个成分不就好了？"

想得挺好，也挺对路。斑贴试验是目前有效的检测致敏原的常用手段，除了诊断护肤品过敏，诊断其他过敏情况也常用，但是因为斑贴试验本身的原因，需要在后背贴斑贴片 48 小时，在 72 ～ 96 小时后再来医院观察试验位置的反应，因此，试验过程的 3 ～ 4 天后背不能沾水，不能出汗，还需要来医院两次，这些因素都让患者比较讨厌这个手段，虽然从我们医生的角度建议患者如果出现过敏，都需要做个致敏原检测，但是除了钱的因素，还要考虑是否方便。目前斑贴试验的公司也研发了一次能检测更多致敏原，并且防水、防汗的贴片，患者使用起来更舒适，也能得到更多的信息，但国内目前还没有。国内化妆品检测的斑贴试验仍是不能防水的。目前几乎所有的大医院都能做复合斑贴试验，仅仅有几个医院可以做能单独检测常见护肤品成分过敏的斑贴试验，因为这种斑贴试验被临床应用得少，医院也要考虑市场经济，不能回收成本是不会做的。而针对护肤品过敏检测的斑贴试验，有化妆品系列、美发系列、香料系列、植物系列、防晒遮光剂系列等。到目前为止，斑贴试验试剂厂家能提供化妆品检测 57 种，美发系列检测 27 种，香料系列检测 31 种，植物系列检测 13 种，防晒遮光剂系列检测 15 种。若是不清楚哪个护肤成分过敏就很麻烦，需要一个一个筛查，而国内目前提供的化妆品检测的 57 种也是筛查，不过基本囊括了最可能的过敏成分。朋友的过敏问题建议检测化妆品系列，但不能保证百分百得到阳性结果，因为斑贴试验也不是都能得到确诊过敏的成分，毕竟是筛查，总有些查不到的可能成分，比如很简单的郁美净儿童润肤霜的成分就超过了 20 种。

 小贴士

> 除了护肤品筛查，还有一些纺织品染料、橡胶添加剂、鞋系列、光斑贴试验、牙科系列、石油及冷却液系列、厨师系列、塑料及胶水系列、机械工业系列、外用药系列等等，根据患者的职业和病史来初步确认选择哪些筛查做致敏原检测，遗憾的是，目前国内还没有开展。

　　"哎呀，医学太复杂了，你得学多少啊？""这些还都不是当医学生的时候学的，而是当了医生以后，专业需要，继续教育，活到老学到老。我们的中文专业教科书越来越厚了，我刚到临床当医生时才900多页，现在已经2000多页了，原来的临床常见病小册子200多页，现在没有500页都不好意思出书。这还不算基础研究和药物研究，现在的医学研究动不动就是基因、分子、靶向，感觉一周不看书就跟不上发展形势，我们可没有什么老本儿可吃。你知道我爸，那么老，应该很有老本了吧，现在不还是在看书、看杂志吗。"

　　"你们学医的都是疯子，都学傻了，不跟你们比。对了，我不是说还照了几张照片要给你看吗，都是朋友和同事的。"朋友翻着手机相册，"这个，脸上长的这个是什么；这个，问问这个痦子有没有必要去除；这个，用什么护肤品都觉得有刺痛，问问怎么办。""你小子是不是又做广告把我卖了。"朋友是个热心人，经常呼朋唤友的一大帮，虽然我不怎么参加她的朋友聚会，但是她的事情还是能办就办，朋友之间不必计较太多。我拿着她的手机看图片，"这个脸上是雀斑，让她攒钱，做激光，目前雀斑首选激光治疗，1～2次即可，若是需要两次，就间隔一个月，效果很肯定，但是做之前和之后的一个月都要防晒，有些人还会再出现，再做就是了，价格嘛，不同医院价格不同，看她愿意去哪家医院，来我这里也可以，我们不贵，美容市场里的平均价，不是你想象中的贵族价格，却是贵族服务。不过来了以后还要仔细检查，照片有时候不能全部反映具体情况。万一有其他情况，就得根据具体情况具体分析哪个方法好。"顺便给医院做个宣传。朋友确实如我所想的那样想。"哎呀，我一直以为你们医院收费贵，都得是有钱的老板级别才去你们医院看病，美容真的不贵？""不仅不贵，还比很多医院便宜，其他收费若是按照时间成本和服务成本来算，也不贵，总比你上当受骗、耽误时间好吧，时间就是金钱，省下来的时间可以去赚钱。"我翻着照片继续看，"这个，痣子挺好的，目前看没有恶变的征象，不建议处理，若是想处理，手术切除就好了。可以到皮肤科，也可以到整形科。整形科自费，但是伤口稍微会好看一些。"其实对于面部痣子的切除，在皮肤科手术也不差，主要看医生技术。"不建议做冷冻和药物腐蚀这类的，容易刺激产生恶变。""第三个有些麻烦，需要问问她一些情况，你打个电话，我跟她说。"

皮肤科和其他科室有所不同，有很多医生都不建议网络诊病，但是皮肤科的疾病有一部分是可以通过照片、问诊等给予初步诊断和治疗的，所以作为皮肤科医生，我一直认为网络诊病和远程会诊从皮肤科入手开展和深入最好，但是到目前为止，皮肤科也不是远程医疗的热门，估计是不够高大上。当然，能够面诊最好，但是基于目前各地医疗水平发展的不均衡，尤其是偏远地区的皮肤科发展并不如内、外、妇、儿等大科，有些县级医院甚至没有专门的皮肤科医生，远程医疗还是可取的，并且对基层医生继续教育有益，这也是网上很多皮肤科医生做公益诊疗和病例讨论的基础，如北大医院的朱学骏教授，几乎每天会花费 1～2 小时时间进行微博网络诊治；三军医大的杨希川教授，每周都会在微博进行疑难病例讨论，这些都是我经常翻阅和点赞的皮肤科大咖。

真的要
谈激素色变吗
——激素依赖性皮炎

　　解决了朋友的护肤品过敏问题，马上解答朋友帮忙询问的第三张照片里的情况。照片里是个 20 多岁的女孩子，长得很漂亮，大眼睛，双眼皮，就是面部皮肤损害了整体形象，面部以颧骨为主，发红、发干，有红血丝，像是正午大太阳晒后的面部皮肤反应。一看到这种情况，有经验的医生首先就应该考虑激素依赖性皮炎。

　　人体有很多激素，比如生长激素、甲状腺素、胰岛素、雌激素、孕激素、雄激素等，虽然含量很少，但是在人体的生长发育和生活中会起到至关重要的作用。我们常说的激素，多指的是糖皮质激素，是肾脏上方的一个小腺体（肾上腺的一部分结构）分泌的，作用有很多，最简单的例子，清晨我们起床，身体分泌糖皮质激素，配合其他激素分泌和减少以达到唤醒我们的目的，若是分泌不足，人就会头脑不清。一旦出现一些紧急情况，也会刺激糖皮质激素分泌，以调动身体所有器官配合产生相应的反应，我们管这种情况叫应激。而应激反应后，糖皮质激素分泌会迅速下降，所以我们经常在紧急情况结束后觉得全身发软。身体各种反应都有相应的生理病理学的变化，是否能被人类所知晓，要看各种科技的综合发展。即便我们对微观和宏观世界已经了解太多，但是对人体的正确了解却只能说是一小部分。

在皮肤科，糖皮质激素使用很频繁，针对各种非感染性炎症性皮肤病，我们都可以使用激素药，使用激素经验最多的医生就是风湿免疫病医生和皮肤科医生，有时我们笑称皮肤科医生是"三素大夫"，"三素"指的是激素、抗生素和维生素。治疗湿疹、皮炎、银屑病、白癜风、荨麻疹、大疱病、红斑狼疮等疾病都可能需要用到激素。外用激素药物是皮肤科医生的一把宝剑，谁能如臂使指地使用又不出现不良反应，谁的治疗水平就能高出一大截。

在目前各种资讯泛滥的年代，因为不当的宣传，导致很多人谈激素色变，一旦肌肤敏感，除了过敏情况，一般都会怀疑和激素有关，包括一些不是皮肤科的医生。其实敏感肌肤不等同于激素依赖性皮炎，敏感肌肤产生的原因有七：

一、过度清洁。很多人会因为各种原因造成过度清洁，比如害怕雾霾引起皮肤问题而过度清洁；油性皮肤因为油脂分泌过多而频繁清洁，并使用清洁力度大的或碱性强的清洁产品；使用了不适合自己皮肤类型的清洁产品，造成皮肤表面的皮脂膜受损，皮肤屏障功能下降，皮肤透皮失水率增加，引起皮肤干燥、脱屑、瘙痒。目前使用皂基清洁产品是引起皮肤敏感的常见原因之一，因此，建议选择含无皂基的洁面产品。皂基简单的理解就是碱和脂肪酸作用后产生的成分，若是在清洁产品的成分中见到排名前几位的是 ×× 钾、×× 钠、三乙醇胺等，基本上就属于皂基产品，或者标明 pH 值碱性的也基本属于皂基性质，需要注意。

二、环境过于恶劣。一些高原地区或寒冷地区，空气湿度不足，导致皮肤干燥，诱发皮肤屏障功能受损。

三、皮肤保湿产品使用不足。一些人因为害怕皮肤负担过重、毛孔阻塞，或者因担心产生油脂粒而放弃或少用保湿产品，导致皮肤干燥。

四、日晒。 暴晒后皮肤细胞会受损，导致皮肤免疫功能下降，引起细胞死亡，表现为干燥和脱屑。

五、过度护理。 目前各种护肤品信息每天都从不同的途径灌输给我们，新成分、新类型、新功能等不断诱惑我们，导致我们经常更换不同的护肤品，希望能维持皮肤健康年轻状态，洗面奶、爽肤水、精华液、面霜、面膜、防晒霜、隔离霜、卸妆液、眼霜、眼膜、颈霜、颈膜、身体霜、身体乳、沐浴露、沐浴油、沐浴乳，美白、抗皱、控油、保湿、淡斑五大功效七大功能等等，令人眼花缭乱，当我们真的把这些护肤品中的上百种成分一层一层地用到我们的皮肤上，真的不知道会发生什么。过度护理是目前比较常见的导致过敏肌肤产生的原因之一。

六、药物治疗面部疾病。 未及时干预药物产生的不良反应，如长期使用治疗痤疮的维 A 酸软膏后产生皮肤干燥和脱屑的不良反应，但是因为没能及时干预，或者使用果酸换肤或激光美容后没有及时合理地护理皮肤，都可以造成皮肤敏感。

七、不当地使用了激素，产生了皮炎。 不当使用激素或者说是滥用激素治疗原有的皮肤疾病用以控制症状，但是停用激素后又出现皮损；反复使用激素后皮肤症状逐渐加重；在不明情况下长期使用激素，这些情况都会产生激素依赖。有些则是因为面部皮肤问题，医生开具了激素药膏，但是患者没有按医嘱安全使用；有些则是医生本身问题，针对皮肤问题开具了超强效或强效激素；还有一些是激素使用时间过长等。以上因素也都会引起激素依赖。一些不良商家为了增加护肤品的美容作用，在商品中添加了糖皮质激素，外涂后，可以暂时性地使皮肤颜色均一、发亮、变白，且对面部 T 区常出现的脂溢性皮炎有控制作用，使用后美容效果颇佳，但长期使用，必然会产生激素依赖。激素依赖好发于面部、外阴及皮肤皱褶部，如腋下等，表现为停止使用激素后2～3天，原有皮肤问题加重，皮肤发红、发热、充血、脱皮，出现红血丝，甚至皮肤变薄、毛发增多变长、皮肤干燥等现象，必须再次使用原来的护肤品或激素药膏才能控制。然后患者会发现，使用该护肤品或激素药膏的量越来越多，但是皮肤问题却越来越严重，尤其是红血丝、皮肤变薄和毛发生长现象，这时候再来看皮肤科医生，多数皮肤科医生都会有些头大，因为这个疾病早期治疗效果不会立竿见影，需要患者有充分的耐心、足够的疗程，才能彻底摆脱激素带来的负面影响。因为治疗早期效果不佳，一般患者都会对治疗很失望，容易灰心，产生负面情绪，更影响治疗效果。更可怕的是，患者会认为医生水平不高，从而频繁更换医生，频繁更换治疗药物，更延长了治疗时间。激素依赖性皮炎的治疗花费也不菲，须知破坏容易重建难。

　　朋友拿起电话："小美，忙吗？我帮你问你脸上的事儿呢，我朋友要问你一些问题。"我接过电话："小美你好，我是皮肤科袁大夫，我想问你几个问题。你这种情况多久了？"常规问诊开始。"两周了，我都急死了。""在发生问题之前，你用什么护肤品？"先从护肤品开始考虑，因为年轻女性的激素依赖性皮炎有八成可能是护肤品引起的。"半年前，我的一个朋友给我介绍了一个医院自己做的护肤品，她用了以后皮肤非常好，推荐我也去买，我就去买了一套，也不是很贵，买来以后一直用，皮肤确实立刻变得很好。我原来还有点儿小敏感，偶尔还会冒出几个小痘痘，用了这套护肤品以后，皮肤好极啦，什么问题也没有。两周前用完了，我手里有一套别人送的××，就换了，结果没几天脸就成这样了。现在到夏天了，一晒我都觉得我的脸要胀得炸开了。""护肤品是在哪个医院买的？有成分标识吗？有处方吗？""就那个××医院，挺小的，是私人医院，拿个白罐子装的护肤品，就写的面霜、爽肤水，没写成分，不用医生开处方，直接拿钱就可以买。"听起来这是小诊所自己做的非法出售的产品。医院自己可以做一些药，但是必须有卫生局批准，除了开具处方售给患者，不可以像市场商品那样出售，比如儿研所的肤乐霜、北京医院和北医三院的维生素 E 霜、协和医院的硼锌糊等，北京儿童医院自己做的药物更多。医院自己做药也需要像市售商品那样标明成分、保质期、生产批号等。若是三无产品，则都是违规的，即便是在医院出售，也不可以。看来小美买到的应该是诊所加了激素的润肤产品，用了半年，发生激素依赖了。

"你看大夫了吗？""看了，去了我们单位附近的×× 三甲医院，人太多了，一共不到两分钟就给我打发了。大夫就说我过敏了，给开了硼酸和尤卓尔。我一看是激素，就没敢用。袁大夫，我能好吗？我是不是毁容了？"小美非常担心。若是不问病史，激素依赖性皮炎和普通过敏确实不容易区分，而且小美若是真的使用硼酸和尤卓尔，也确实能缓解病情，尤其是严重的激素依赖性皮炎，有时候我们需要给予一定程度的激素，再逐渐摆脱，有点儿像戒毒，戒断症状太严重，可以缓慢撤药。尤卓尔是皮肤科医生比较常用的弱效皮质激素，用于治疗面部皮炎、湿疹等，儿童过敏也可以用。早前有些学者认为可以用弱效激素，如尤卓尔或地奈德等控制症状，逐渐减少强度和用量以降低炎症反应，但是现在有很多学者也对缓慢撤药有不同意见，认为若是明确激素依赖，就需要立即停用任何激素，换其他药物抗炎。

知道了她目前手里有的药物，可以充分利用起来。"硼酸溶液你用了没有？""用了一次，有点儿刺痛。"菜上来了，我调整了姿势，示意朋友别管我，赶紧吃，"小美，我再问你，之前你除了这套护肤品，还在脸上用过什么药膏吗？"还要排除激素药膏使用不当造成的皮炎以及激素本身的过敏问题。"没有，我没啥病，不用药，就是偶尔有点儿小敏感和小痘痘，自己就好了，没有用过药。""好，小美，我要告诉你，我怀疑你之前用的护肤品含有激素，停止使用以后出现了问题。目前的治疗有几条需要记住：第一，停止使用一切含有激素的外用药物。"我同意目前的主张，确定激素依赖后立即停止一切糖皮质激素外用制剂；"第二，你要有充分的心理准备，目前的问题多会持续两个月以上，甚至一年，不能因为目前皮肤变坏，使用激素会迅速变好而不管不顾，再次外用激素；第三，一定要使用润肤霜，但是涂抹后不能有刺痛感，所以最好选择医学护肤品，并且试用后无不良反应，持续使用至少 4 ~ 8 周，尽可能恢复皮肤的屏障保护功能；第四，可以用药物暂时控制症状，不让皮肤感觉难受。我们目前可以选择的市售药物有他克莫司或吡美莫司软膏，以及效果略弱一些的氟芬那酸丁酯软膏和丹皮酚，大的药店都有卖。皮痒厉害的时候可以口服抗过敏药，如氯雷他定或西替利嗪等。一些外用中药膏也可以尝试，如青鹏软膏、龙珠软膏或冰黄肤乐软膏等，外用药物也要注意不能有刺激或过敏。以后还可以选择激光等美容手段以改善发红现象；第五，起痘痘的时候可以再加一点儿外用的百多邦或红霉素等抗生素软膏；第六，你手里的硼酸溶液可以继续冷湿敷，减少发红，但是因为冷湿敷后皮肤干燥情况会加重，所以冷湿敷后一定要涂足量润肤霜以缓解干燥症状，全面部使用 2g

左右。由于你之前用硼酸溶液有刺痛，建议加水稀释一倍，矿泉水或自来水都可以；第七……""哎呀，袁大夫，太多了，我记不住。"

也是，这么多的知识点，让非医学人士一下子就记住是强求了。"别急，我写下来，让朋友带给你，按要求做。"我拿出随身带着的纸笔，一条条写下治疗细节，这也是我的一个习惯，包包里没有女士常备的化妆品、小镜子等，除了钥匙、卡片、钱包和充电器，全是和医生工作相关的东西。皮肤病的处理原则，治疗用药是一方面，另一方面，不能忽视皮肤的护理、预防和心理准备。若是急于求成或仅仅依赖于治疗药物，会造成效果拖延，患者不良感觉延长，从而导致依从性不好等情况，给患者明确说明各种情况以及用药的目的、时间、注意事项，让患者有信心配合医生做好疾病的治疗预防工作。医生不仅是治病，还是治人，帮助患者恢复正常的生活质量，皮肤病中针对银屑病的治疗就是典型代表。

能产生激素依赖性皮炎的外用产品五花八门，我会对误用或滥用激素的患者报以同情，也对无良商家施以谴责，因为在临床上，几乎每周都能遇到激素依赖性皮炎的患者，他们一般都会因各种原因使用了一些激素产品，无论这些产品是否真正有激素标识，我看诊时也建议患者尽量提供所用产品的名称，这些产品在我这里登记以后，可以给其他患者以提醒。有些是三无护肤品，有些是消字号或械字号的产品，有些标明无激素，其实有激素，还有人明知道是激素，却因为可以改善皮肤情况而使用的。有些人皮肤非常敏感，使用激素两周就会出现依赖，有些人则要使用1~2年才会产生依赖。因此告诫读者，不能存有侥幸心理，不是用了一年没有问题就一定很安全。选择护肤品不要图便宜，不要信宣传口号，也希望国家对这方面的监管严格到位。

吃完饭，华灯已经高挂，周五的夜晚街上熙熙攘攘。人群中，又有多少女性因为护理不当和不及时治疗造成了皮肤问题而苦恼呢？

DIY 面膜
不都是安全的

目前很多女性对面部皮肤美容非常重视，但是因为害怕前面讨论的各种市售护肤品引起的刺激、过敏，或者护肤品中违规添加激素等问题，加上网上的宣传，有时倾向于自己动手，用各种蔬菜、水果等做 DIY 面膜护理，常用的材料有黄瓜片、柠檬片、土豆片等，复杂一些的就是蜂蜜 + 蛋清 + 珍珠粉 + 薏米粉 + 柠檬汁的 DIY 面膜了。这些面膜确实可以百分百放心吗？

下午，见缝插针准备一个讲座的 PPT，护士领了下一位患者进到诊室，一个很漂亮的 30 岁左右的女性。脸上蒙着纱布，露着一双眼睛，眼皮已经明显红肿了。

"你好，请坐，我是袁大夫。"对于新患者，依旧要先介绍下自己，看了一下护士写的生命体征和基本问诊情况，属于面部问题，但是没有发热等其他情况，基本健康状况良好。

患者摘下纱布，全面部已经出现连成片状的水肿性红斑，累及到下颌，外侧到耳前，发际未受累，眼睑也明显水肿、发红，无渗出流水和水疱，也没有明显脱屑，皮肤温度略增高。

"大夫，我昨天做了一个山药面膜以后，皮肤就开始发红、发热，我觉得可能是山药的问题，是过敏了吧？"

山药面膜是 DIY 面膜中不常用的一种，从她的面部皮肤状况来看，属于过敏，但是还要仔细鉴别一下，排除其他原因导致的可能，这些多通过问诊即可判断。

　　"你以前过敏过吗？""非常容易过敏，很多护肤品我都不能用，以前看过皮肤科医生，说不能乱用护肤品，我已经很注意了，目前一直用××牌，用了两三年了，没有任何不舒服等问题，很多其他品牌一用就有刺痛感，但是我想着皮肤到了一定年纪，需要更多的营养，就想着 DIY 的面膜应该不会过敏，所以我有时候会用点儿黄瓜片，也没有什么事情。我听朋友说她用山药做的面膜效果很好，我就想试试，结果昨晚上用了一次，今天早上就这样了，你看是不是毁容了？"

　　"除了护肤品的敏感，还有其他过敏情况吗？药物、金属、阳光什么的。"

　　"啊，有，我磺胺过敏，假的耳钉也不能戴，一戴就流脓淌水，纯金的没事，阳光没事。"听起来是个对多种致敏原过敏的体质。

　　"其他身体情况呢？有没有肝炎、肾病、结核、高血压、糖尿病、甲状腺疾病、妇科问题等。"问诊内容其实是有针对、有主打地对身体健康进行全面了解。若是患者本身多病性，还需要仔细考虑疾病的诊断和药物的选择。因此要重视问诊，而不仅仅是化验检查，但是现在很多医院门诊时间有限，导致问诊压缩到仅仅针对患者当时的不适情况，若是患者本身又不主动提及自身的健康状况，容易出现诊治误差。

　　"身体都好着呢，每年体检，还没有发现任何问题，自己也没有觉得不舒服。"

　　"月经和大小便都还好吗？"常规女性要问月经史、生育史，因为有些药物不可以给予孕妇和备孕妇，哺乳期、月经期等特殊时期也要谨慎考虑。有些药物还可以造成便秘或腹泻，都需要提前预知。

"这些都正常。"其他基本情况都不错，那我们还需要围绕皮肤问题进行详细询问。"你以前接触过山药吗？有什么反应？"

"生的曾经接触过，有一次洗山药，手和胳膊又红又痒了两天，说是山药毛刺造成的，以后我就没有再洗过。山药倒是常吃，没有反应，我这次是用的蒸熟的山药。"

"除了黄瓜片你用过做面膜没有反应，还做过其他什么DIY的面膜吗？"

"我还用过柠檬片，有点儿刺痛，就再也没有做过。熟的土豆泥也做过，没有事，但是我觉得效果不好，做了两次就停了。还做过蜂蜜加鸡蛋清的，那个不错，也没有反应。"

"根据你的整体情况，应该考虑熟山药的过敏问题而不是生山药的刺激问题。生的山药肉质和皮的黏液里面有植物碱皂角素，接触后刺激皮肤产生瘙痒，加热后植物碱皂角素会分解，就不会引起瘙痒了。但是熟的山药引起的皮肤敏感，还是要考虑山药本身引起的过敏现象，虽然食用山药没有任何反应，但是皮肤反应略有不同，若是皮肤本身屏障功能受损，可以产生相应的问题。你的面部皮肤本身属于易敏感皮肤，到目前为止有些护肤品使用后仍旧产生刺痛，因此，这种皮肤的防御能力是不完美的，受到一些过敏因素的影响后，可以产生过敏反应。但是这种过敏反应比较容易控制。冷湿敷加上外用一些抗过敏药物即可，基本上一周内痊愈。同护肤品的选择一样，以后仍旧是不建议杂用、混用DIY面膜。若是你用蜂蜜＋蛋清没有反应，并且效果还不错，可以继续用。"

患者本身病情不重，病因明确，因此容易治疗，只要以后尽量避免再次接触即可。因为考虑皮肤过敏，所以以后吃山药也要注意观察胃肠道的反应，皮肤和胃肠道的反应多有交叉。

我估计女性都曾经尝试过几次 DIY 的美容护理，甚至以其为主，环保、省钱、放心、有情调，但是要注意以下几个情况。

一、不是所有的 DIY 方法都适合自己的皮肤，仍旧以皮肤类型为美容护理的基本原则之一，油性皮肤做控油护理，干性皮肤做保湿护理，敏感性皮肤做保湿抗敏感护理等。

二、不是所有的 DIY 产品都不会有刺激和过敏，虽然发生的可能性偏小，但若是有刺激或过敏发生，仍旧需要终身远离。

三、注意防腐，现做现用。

四、注意一些不良反应，如柠檬和橙子属于光敏感性水果，最好晚上使用，白天注意防晒。

五、尽量单一化，不要把土豆、黄瓜、山药、薏米、柠檬、鲜奶、白醋、蜂蜜、珍珠粉、杏仁粉、香蕉、苹果、草莓等都放在一起，哪些材料会起反应，我们也不知道。

六、面膜在脸上不要停留太长时间，否则会干，反倒吸收皮肤水分，影响保湿效果。

七、DIY 护理依旧不能过度去死皮，无论用盐也好，用磨砂膏也好，都不建议，除非是特大油田性皮肤，保持皮肤完整性是皮肤护理的基本要点。

八、护理结束后注意防晒，防止皮肤光老化。

九、若是皮肤本身已经很糟，该看医生看医生，选择医学手段改善肤质，使之年轻化。

美白不成
反"美"黑

以前听说过一个说法：男人这辈子，一般是为了房子、车子、票子、孩子、妻子，五子登科属于人生大乐。其实我给总结起来就是为了面子。拥有别墅、名车，妻子漂亮，孩子聪明，数钱数到手抽筋，满足了这 5 条，难道不是倍儿有面子的事吗？女性也一样，追求的多是面子问题，因此才有很多心灵鸡汤，让大家多关注内心的愉悦。但是作为皮肤科医生，我觉得颜面才是真正的面子，若是颜面青春不再，总是颇多遗憾，因为有那些痘痘、坑洼、皱褶、色斑、红血丝、皮肤松弛、黑眼圈、橘皮肤和多余的毛发等问题，才会有很多新的美容技术和方法不断被研发出来，应用到面子上，保持青春靓丽、晶莹剔透的皮肤状态。

中国历来以皮肤白为美，可能不同朝代有不同体型和脸型的审美观，但是白皙皮肤为美人所持有的文化认知却一直没有改变。在中国，美白护肤品一直大有市场，并且占据了市场份额的半壁江山。但是因为技术上的不成熟、认识上的误区，加上市场上鱼龙混杂，关于美白护肤品的消息中总是会有不和谐的声音。当然，科学的发展和医疗手段的不断更新，使我们已经逐渐摒弃了很多以前流行的美白成分，如铅、氯化氨基汞等，但是仍旧有很多新问题出现，比如上文提到的激素滥用问题，因此，护肤品的应用这一课题仍需要皮肤科医务人员或从事美容工作的人员重视起来，提出意见和建议，推动研发技术的创新，给予求美者更好的服务。和睦家医院自从开展美容服务以来，越来越多的求美者来寻找维持年轻靓丽的方法，我们也尽可能在合理的范围内提供帮助。

和睦家医院早就不再是一所单一的妇儿医院了，现已经成为综合医院，各个科室可以服务患各种疾病的患者，而皮肤科也是随着患者的增多，业务范围随之扩大，能做的美容项目越来越多，名气也越来越大，因此，也就有越来越多的机会见到一些损容性皮肤问题。当然，其中多数仍旧属于青春痘和皮肤衰老问题，也有很多色斑问题，这三大问题是皮肤科常见损容病。当然，减肥、瘦身、塑形等也是一大需求。我们除了给予患者合理的处理方案，还要给予正确的美容知识教育和护肤产品咨询。

> 春节后刚上班，中午参加院内的继续医学教育，讨论的是一个大年初一因为马方综合征，动脉壁撕裂，抢救无效而死亡的病例，这种病例比较少见，多属于急症，虽与皮肤科关系不大，但是作为医务人员，只懂得自己学科知识是不合格的，还要了解其他医学内容，只有多学、多看、多想，才不会成为老古董。手机响了，我一看，是科室护士催我回诊室，下午的患者来了。我看讨论就剩下小尾巴了，不听了，一路小跑，回到诊室。医院扩大，楼与楼之间距离远了，听课和开会若是不在自己的办公楼，恨不得需要绕地球一圈才能到，费时又费事。小医院有小医院的优势和便利，大医院有大医院的好，每次我去301医院、北大医院或协和医院开会，都会把自己绕晕，没有去过郑州的号称全球第一大的医院——郑州大学一附属医院，不知道究竟有多大。

回到诊室，打开电脑页面，调出第一个患者的资料：女性，56岁，没有高血压和糖尿病，因为面部皮肤问题困扰10年而就诊，无过敏史，已经绝经5年，生育一女。我示意护士可以开诊了。护士带患者进来，帮我准备好手持镜和检查手套。患者有些局促地坐下，陪伴患者的是个女孩子，进门就和我说："袁大夫，我是咱们财务的员工，这是我妈妈，我一直不知道咱们还可以看皮肤美容方面的问题，听我同事说可以，就赶紧带我妈妈来了。"

"哦，理解有误区吧，咱们医院美容执照虽然拿得晚些，但是医生们都可以进行诊治的，没有美容执照不可以做美容治疗，咨询却是可以的。咱们的医生都有至少10年以上三甲医院工作的临床经验，很多皮肤问题都可以咨询，遇到疑难病例还可以找我们的导师，甚至提交全北京市疑难病例讨论。"看来宣传工作还是任重道远。

女孩儿乐了："早知道我早来了，今天带我妈妈来看看她脸上的皮肤问题。她的脸从10年前开始变黑，就颧骨这一块，后来黑斑越来越重、越来越多，你看，现在基本上全脸都是了，快看不出原来皮肤的样子了。我家是山西的，一开始也看过我们县医院的医生，说是黄褐斑，用了两年的药没有好转，又看过几次，还有大夫说是更年期的肝斑，用过中药，也没有好转，也试过几种外用药，有一次还过敏了，脱皮挺严重的，不仅没有好转，反而越来越重了，后来我妈也不治了。今年我妈退休了，到北京来，正好我听说咱们皮肤科开美容项目了，就带着我妈来看看，这到底是啥病，有没有办法祛黑。我听说绝经以后，黄褐斑就应该淡了，怎么还这么黑呢？"

我起身，拿起皮肤镜酒精消毒后准备检查。诊治色斑患者，需要判断色斑的颜色、受累的部位、累及的深浅、是否有融合现象、是否伴随炎症等，还需要详细询问病史及其他健康状况，尽可能寻找病因，加以施治。

患者的全面部呈现灰黑色的融合的大斑片，额头和下颏颜色为重，眼眶和鼻子下方颜色还算正常，耳后皮肤正常，发际线内无受累，皮肤纹理尚属于正常老化，没有见到红血丝和其他炎症表现，斑片色素比较均匀，没有点状色素或斑，但略有网状表现。双手背、颈部前后皮肤颜色正常。双手纹理颜色正常，结膜颜色正常。掀开衣物，躯干部位皮肤也正常。通过皮肤镜判断，皮肤颜色属于表皮颜色加深。

继续问病史，按照问诊常规，一项一项地问，患者的山西口音我还是很喜欢的，山西因为靠近陕西、内蒙古一带，处于三省交界处，每句话尾的口音都是向上挑起打个弯儿，像唱歌一样好听。

通过询问病史得知没有连续服用过抗生素类药或其他药物，没有服用过避孕药，没有药物过敏史，每年单位都体检，血压正常，肝肾功能和血糖、血脂都正常，年轻时曾经有过妇科阴道炎，早已经痊愈，曾经体检检出子宫肌瘤，没有做过手术和其他药物治疗，绝经后再体检，去年就没有查到了，没有其他不良嗜好，一直在地方剧团工作，年轻时工作要化油彩妆，卸妆后皮肤会痒，后来注意了，用得少就好很多，若是痒了，就补补水，用点儿润肤霜就会恢复原样了。再后来做幕后道具工作，接触不到过多的化学产品，如沥青、煤焦油等，没有吸烟史。在老家，这些年偶尔会去美容院做护理，但是不经常去。目前使用的护肤品品牌不固定，但是年轻时用过很长时间的××美白霜，用的时候皮肤有时会痒，但不严重，停用美白霜，皮肤会好些，再用，有时又不痒。用了大概超过 10 年，后来买不到了，估计是厂家倒闭了，再后来都是女儿给买的各种牌子，换来换去。因为黑脸，看医生以后，也用过医生推荐的药妆和医院开的护肤品，几乎没有不好的反应，除了有一次涂抹一个外用药膏后脸红肿，医生说是刺激，停用不久就好了，但是黑斑问题还是没有改善。

我边问，她边答，给到我这么多的消息。从这些病史和临床皮损的表现，我首先考虑一个病：色素性化妆品皮炎，因为使用了不当的护肤品引起的炎症后色素沉着。

前面提过化妆品容易引起过敏，多表现为红肿，化妆品中的香精、防腐剂和乳化剂是引起化妆品过敏的主要致敏原，目前有些产品号称无添加，指的就是不添加香精、酒精和化学防腐剂，而不是真的无添加。过敏后的面部炎症反应，若是处理不当可以导致炎症后色素沉着，临床上并不少见，比如痤疮后的痕迹或激光脱毛后的颜色改变。但是这种由于护肤品直接引起的色素沉着并不常见，多是因为经常使用、长期接触护肤品以后，护肤品中的某些成分经皮肤吸收而致敏。当然，除了护肤品本身所含有的成分，护肤品制作过程中的工艺操作的差异与化妆品皮炎的发生也有着密切的关系，因此，这种情况以前比现在多见，尤其是一些职业性戏曲演员，长期化油彩妆是主要因素。在20世纪70年代，曾经有大量日本女性使用化妆品后，在面部发生网状或弥漫性棕灰色色素沉着斑，经日本学者研究，证实是由化妆品某些成分过敏引起的，因此命名为色素性化妆品皮炎。该过敏可以是直接引起的接触性过敏，也可以是因为合并了紫外线的照射引起的光毒性反应，吹风、空气干燥与潮湿，甚至雾霾都有可能是发病的诱因。

色斑，首先要区别于黄褐斑，尤其是开始长在颧骨部位的时候，和黄褐斑特别不容易区分，这也是医生容易误诊的原因。虽然黄褐斑多与怀孕和服用避孕药有关，但是不等于所有的黄褐斑都必须有妊娠和服用避孕药史，有些疾病，如肝病、结核、女性生殖系统病变等，甚至癌症，都可以表现为出现黄褐斑，有些男性也有黄褐斑。有些黄褐斑就是找不到原因，当然，情绪问题是其一个因素，所以也叫肝斑，意思是肝郁气滞造成的。黄褐斑没有过敏的瘙痒、红肿等表现，仅仅是颜色加深、分布对称、边缘清楚的斑片，颧骨和颞部是多发部位，也可以累及额头、上唇、下颏、鼻子。隐匿起病，意思就是开始因为没有不舒服的症状而不容易被发现。用皮肤镜观察有表皮型和混合型两种，日晒后加重，精神紧张、劳累、熬夜等都可以使之加重。

还有一个是瑞尔黑变病，一种不常见但也不少见的病。瑞尔黑变病是一种光接触皮炎，同样有较长潜伏期，病程进展缓慢。患者多有明显的职业接触史，在国外多属于职业性皮肤病，占职业皮肤病的 2% ~ 5%，多是接触了石油产品、沥青或煤焦油，或者是长期吸入这些物质的挥发物以后产生的皮肤颜色改变。接触的产品还包括橡胶添加剂及橡胶制品、某些染料、颜料及其中间体。而某些护肤品因为含有某些颜料、煤焦油或其衍生物，也会因此产生类似反应。但不论何种致病物，在接触人群中只有少数人发病，女性较男性多见，而且可能和个体的内在因素有关，包括内分泌紊乱、神经精神因素等。皮疹易发生在暴露部位，如面部、前臂、颈部及四肢，边缘深，就是面部靠近发际线的皮肤颜色深，皮疹同时伴有毛细胞血管扩张、痤疮样损害、黑色苔藓样毛囊性小丘疹、轻度皮肤萎缩。部分患者可伴有头痛、头晕、疲乏无力、食欲不振等全身症状。

部分色斑可以自行消退，但显然该患者不属于这样的情况。对于色斑长期不退的患者，可以运用针对所有色素增加性皮肤疾病的治疗原则，如外用祛斑剂，如氢醌乳膏、壬二酸乳膏、熊果苷乳膏、左旋维生素 C（现称为抗坏血酸）等，还有一些中药祛斑产品，如丝白祛斑软膏、红参肽等，也有些理论认为外用成纤维细胞生长因子或氨甲环酸（也叫凝血酸）有效。当然，还可以口服美白药物，如氨甲环酸、谷胱甘肽、维生素 C 和维生素 E 等，甚至静脉点滴美白针等（美白针目前国家还没有批准）。同时避免加重色素性化妆品皮炎的诱发因素，如二次过敏或使用不良护肤品等，还要高度避免日光照射。

快到点儿了，护士通知下一个患者待诊，结束就诊前我再次对患者和其女儿强调了皮肤的基本护理知识。

其实一些常识性的知识很多人都知道，就是总幻想有个护肤品能一劳永逸地把自己的皮肤维持在年轻貌美状态，总觉得现代技术能带给自己梦幻般的结果。其实护肤品就是维持和延缓，不能把大饼脸变成锥子脸，也不能永久维持年轻态，目前非手术的医疗美容技术最多也只能年轻 10 年，何况一个小小的护肤品，除非将来出现里程碑式的技术，使得护肤品可以透皮吸收后逆向改变皮肤结构和延缓细胞老化，不然一切都是空想。

唇膏过敏意味着很多
唇部护理品都不能用

就诊前，有些患者的就诊原因会简单地写在他们的预约情况中，这得益于医院的预约系统，比如皮疹、肿物、指甲问题等。初次来到门诊，护士要先做个基本检查，如测量身高、体重等，尤其是体温和血压，有些年轻人会就此发现血压问题。复诊患者则要简单得多，询问一下近况，若是有需求，可以做些生命体征的检查，如果一切平稳，就会直奔皮肤疾病的主题。

打开患者就诊软件，又是满额预约的一天，第一个患者，女性，29岁，唇部问题。

唇部皮肤问题与口周皮肤疾病不同，口周皮肤还是皮肤，而唇部属于黏膜，因此，唇部皮肤疾病种类不是特别多，原因也不是很多，除了良性或恶性肿瘤、副肿瘤和扁平苔藓（一种非感染性炎症），多见的是唇炎。常见的唇炎多是刺激或过敏引起的，表现为唇部干燥脱皮，甚至干裂出血、不同程度的肿胀、渗出流水结痂等，症状有轻有重。其他口内问题属于口腔科范畴，不归皮肤科处理。

患者不多言，拿下口罩给我看她的嘴唇："袁大夫，我的唇部问题已经有 3 年多了，反复发生，几乎没有好的时候，今天这样已经是还不错的状态。"

患者的嘴唇轻度红肿，上面覆着薄痂和干皮，有很多细小的裂隙，唇线都不是特别明显了，与姣好的面容相当不匹配。"你发生唇部问题的时候找过原因吗？"我问。"第一次就是脱皮，我还爱撕咬，当时是冬天，以为就是干燥造成的，用了很多滋润的唇膏，都不管用，后来就去看医生，结果医生说是唇炎，考虑口红过敏，我确实是在出现问题前换过一款新的口红，还是大牌子，以前用啥都没事，医生给我配了一个激素药膏，涂上 1 ~ 2 天就好了，停了就又不行，我也没有再用口红，可是嘴唇就一直不好了，一年四季都不好，我现在用激素药膏已经需要 6 ~ 7 天才能控制，停药后过 2 ~ 3 天就又开始起干皮，裂口就疼，唇线都不明显了。后来又看过几次医生，建议我用橄榄油润唇，感觉有点儿效果，但还是发作，我觉得这样不行，就想着再看看医生，有没有什么方法能彻底不犯。"

"你以前做过斑贴试验吗？"一般来说，接触皮肤引起的过敏还是建议做斑贴试验确诊。"做了，是香料过敏。可是我已经不再用口红了，怎么还是反复发生呢？

"唇炎有几种原因，包括接触过敏、日光照射过敏和浆细胞性唇炎，最常见的就是过敏，治疗过敏的原则是远离致敏原，若是口红过敏，其实我们临床上会建议做些矫枉过正的事情，比如建议暂时停用所有的口红、唇彩和唇膏，无论是滋润型还是非滋润型，使用激素药膏控制症状，可以用橄榄油或芝麻油进行类似唇膜的护理，最重要的是减少任何刺激，比如避免水果汁、热水和菜汤等接触唇部黏膜。水果可以吃，但是要切成小块，用叉子或牙签直接送入口中，用吸管喝温水或凉水，学习过去的大家闺秀吃饭，小口小口地送入口中，尽量使饭菜不接触唇黏膜，这样的护理要维持 3 ~ 6 个月或以上，才会真正摆脱反复发作的唇炎。之前是过敏，造成黏膜屏障功能受损，之后就是反复刺激造成的持续性唇炎。要想彻底解决问题，就要同时进行治疗、护理和预防，三者联合才能彻底治愈，如同皮肤上的伤口，如果结痂你就强行撕去，当然会造成反复不愈。因为黏膜不会形成瘢痕，因此，我们都不注意控制各种刺激行为和物品，所以容易造成迁延不愈。当然，痊愈以后还可以用口红和唇膏的，但是选择一款对唇黏膜无反应的就不建议再更换了，同处理护肤品过敏是一样的要求。""那我回去试试，得那么长的时间呀，太折磨人了，我怕自己做不到精致的护理。""那你是还没有吃够苦头。"我乐了。有些疾病让人重视，比如癌症，有些小病不会让人重视，因为总觉得没有危险，但是生命和生活质量是相关的，若是没有了生活质量，再长的生命时间又有什么意义呢？

人生就是这么无理，不要相信自己是金刚不坏之身，什么都去尝试，多数人都好似稻草人，坏了以后想要修复成原样，还是不容易的，90% 的疾病都是不可治愈的，过敏性皮肤疾病能被治愈已经是幸运的了。那些教人美丽的课程，多半都不会考虑太多疾病的问题，而琳琅满目的商品又增添了许多诱惑，但是诱惑背后可能是正在等待你入网的张牙舞爪的魔鬼，你能发现得了吗？

指甲美容
要谨慎

自从成为皮肤科医生以后，我一直认为皮肤科不是大家认为的小科，因为我们需要知道的知识太多，除了要懂得皮肤的结构和成分，需要我们了解的知识结构也极其复杂。还因为和其他疾病的相关性，我们也需要了解其他科的内容。因此，一个优秀的皮肤科医生一定是很厉害的。

指（趾）甲以及相关的疾病问题就是一个其他科室医生不能掌握的知识结构。因为除了皮肤，其他器官不会长指（趾）甲，若是长了，那是畸胎瘤，毛发也是一个道理。患者若是想看和指（趾）甲及毛发有关的疾病，必须来看皮肤科。

我在 1997 ~ 1998 年做了两年的甲病科研，同时阅读了很多关于甲病的文章和文献，后来又开了一个专业的甲病门诊，在临床上关于甲的各种疾病也看了七七八八。2003 年初，我接受北京青年报的采访，讲解关于甲健康问题，由此我的甲病患者越来越多，诊疗经验也越来越丰富。目前在和睦家医院，除了嵌甲本身的力学矫正（类似牙齿矫正）不能提供，其他的治疗，如用药、拔甲、磨削、冷冻、电灼、激光等都可以提供，和睦家医院有相对完善的甲病治疗服务手段，使得各种甲病更容易处理。如需要做甲形状的力学矫正，还可以转诊到专业技师处。

临床上常见的甲疾病是灰指甲，也就是真菌感染；其次是外伤后的甲改变；第三是其他疾病造成的甲营养不良，如银屑病甲、高热造成的甲改变等；第四则是美甲造成的各种甲改变。当然，还有一些肿瘤造成的甲下和甲本身的问题，比较少见。

美甲是目前非常流行的一个美容项目，服务内容不仅仅是形状的美化和各色指甲油的使用，还有假甲和在甲上镶嵌水晶人工钻以及文身等，各种美容手段层出不穷，常常令人耳目一新。当然，由此产生的各种问题也随之而来。

一个中午，我兴致勃勃地给同事们秀我从网上淘到的法国的号称无甲醛的指甲油。虽然医护人员服务时间不可以涂指甲油，但是咱不还有脚趾甲吗，咱不还有休假时间吗，这些情况下还都可以涂的。我买了 18 个颜色，每个小瓶子 3ml，颜色都是水果色，可爱极了，放在休息区摆一排，大家共用，我一个人可用不了这么多。科室里每个人的 10 个脚趾甲全都没有放过，小 Z 还贡献出了她的洗甲水，不过我可提醒她们了，别太频繁地使用洗甲水，刺激性太强，不好。

臭美过后，到点儿开工。怎么这么巧，下午第一个患者就是指甲出了问题。

一个相当时髦的姑娘，睫毛长长的、翘翘的，肤色均匀剔透，头上倭堕髻，耳中明月珠，口如含朱丹，纤纤细手也确实如削葱根，就是手的皮肤破坏了整体形象。

"医生，我的手和指甲最近成这个样子了。"还是一口吴侬软语腔调，我立刻觉得诊室里都飘来一股江南风。最喜欢和这样的美女讲话，人都是视觉动物，我是女性，"外貌协会"成员之一，不仅喜欢看帅哥，看美女也激动。

美女的手部皮肤问题主要集中在指尖皮肤，10 个指头有 8 个都出现了皮肤皲裂、干燥脱皮、密集的小水疱，有些小水疱已经干枯结痂，部分远端甲已经和甲床分离，还伴随着甲小皮位置皮肤肿胀、脱皮。甲板因为覆盖着粉色的指甲油碎钻装饰，看不到具体情况。一般建议看指甲病时不要涂指甲油，否则会遮挡病变。但是该患者的手指末端皮肤已经有明显改变，因此，基本上能确定是接触性皮炎。想要确定原因，重点还在问诊。

"你经常做家务吗？""基本不做。"排除了洗涤剂刺激。"经常做美甲吗？""是的，每周做一次。"非常追求生活小资的调调。"是什么项目都做吗？包括修甲、涂指甲油或做假指甲？""是的，假指甲不总做，但是每周都修甲，涂指甲油。""从什么时候开始出现指甲部位的皮肤问题？""大概有一个月了。先是指尖处有些小水疱，然后开始痒，小水疱连成片，还脱皮。""一个月前有没有用很强的洗甲水洗甲或带了很长时间的假指甲？""我想想，好像没有带假指甲，但是用了洗甲水，因为上一次美甲用的碎钻不好卸，用洗甲水闷了挺长时间，后来还进行了打磨。""然后还是每周做一次美甲吗？""是的，但是皮肤越来越坏了，有些痒，主要是还有点儿疼。前天我去美甲，他们不给我做了，说需要看病，我就预约你了。"

这种情况还去美甲，真是没法批评。明显是美甲过程中使用的产品反复刺激皮肤造成的问题，继续下去，皮肤就会越来越坏。和其他过敏及刺激性皮炎一样，停用后逐渐恢复，但是甲的问题比皮肤要麻烦一些，恢复要等新甲完全代替旧甲，恢复时间一般要 3 个月以上，有时甲分离的情况持续时间更长，甚至要数十年，因为各种其他刺激或外伤等会造成持续分离情况，甚至继发一些细菌或真菌感染。

"你的情况应该考虑和美甲有关，"我停顿了一下，看了看她的反应，不出所料，她皱个眉头："我用的都是好牌子。"

"这和品牌无关，任何美甲所用的材料都可能对皮肤产生刺激，如同护肤品一样，再大牌的美甲材料也可能引起皮肤过敏，只是概率问题。美甲材料包括指甲油、卸甲水、胶水以及假指甲本身，和打磨等关系不大，但是打磨指甲会造成甲板本身变薄，保护能力下降，而且美甲过程中会造成甲小皮的受损，也会影响甲根部的营养供应，当然，问题多见于使用卸甲水和胶水造成的损伤。"

"那我以后还能美甲吗？""不建议频繁美甲，减少各种刺激是保护皮肤和甲本身健康的一个必要手段。"我心里有些咆哮，怎么就抓不住生活重点，过度美甲和过度美发都是伤害，明知伤害还偏要去做，这和明知吸烟有百害而无一利却仍旧吸烟有什么区别。"治疗上需要外涂激素药膏，尽快控制炎症，并且每次洗手后要涂润肤霜，保护皮肤。还要注意甲的保护，如不要剥葱、蒜等，不要把甲当成锐器。因为你的甲周皮肤也不是很好，甲板全部恢复大概需要 3 个月的时间。在此期间不要美甲，尤其不能用卸甲水。"

"医生，咱们能不能检测我对哪个指甲油或卸甲水过敏？我可以买不过敏的。"问得挺专业，一下就问到点儿上。

"国内暂时还没有这方面的检测，因为甲的问题有些是过敏，有些是反复刺激造成的。国际上有美甲系列的斑贴试验检测，但是也不是所有国家都能提供。原则上，美甲前都建议做个美甲系列致敏原的斑贴试验，从事美甲工作的人员更应该做此试验，以免产生职业过敏。但是因为还有慢性刺激因素，所以试验呈阴性并不能包括所有和美甲有关的问题。"

"哦。那我用亮甲油可以吗？"

"目前市场上的亮甲油多数是鳄梨油成分，可以用，但是仍旧掌握一条原则，有反应马上停用。有些美甲成分过敏以后，很多美甲产品都不能用了，产品同类也好，交叉过敏也好，以事实为依据，有反应就要小心再小心。"

我开了派瑞松给她，嘱咐其一天用两次，之后再涂上厚厚的护手霜，夜间可以用保鲜膜封包 1 ~ 2 小时。

让护士拍照片留档后患者离去。我走回休息室喝水，小护士们该涂的脚趾甲也都涂完了。"你们也别总臭美，涂了卸，卸了涂，看那个患者美甲后出现的问题，就是美过头了。"

小 Z 翻白眼看我："哎呀，袁大夫，我们一年都涂不上两次，不会有问题的。""那就好，但要注意卸甲水，因为我们只有休息时才能在指甲上臭美一下，所以没等指甲油脱落，就会用卸甲水洗掉，刺激由此而产生，需要注意。""好的好的，我们一定注意，不给皮肤科丢脸。""还有啊，美甲过敏以后还要注意假睫毛等过敏，机理差不多的。"

瞧瞧，臭美过度会出现这么多的问题，还得加强日常科普工作呀。

文眉
文成个 "虫子"
——染料过敏

上班时间，我们要求把手机调成静音或震动，并且严格规定不可以在看病同时接打电话，因此，我经常不能及时接电话，即便对方有再急的事情，也得等我把手头正看诊的患者送出诊室再说。常联系的朋友都知道，响 3 声我不接，一定是不方便，稍后我会找时间打回去。所以我的朋友已经习惯给我发短信或微信，咨询或告知一些事情，而必须回电的也会说明，等我有空了再回电，一般晚上才是我们聊天的时间，还得先问：现在方便吗？没有办法，谁知道医生哪个时间是空闲的，你以为空闲的时间，可能还在手术台上呢。医生的生活是没有规律的，尽管每次我们看病都会一直对着患者强调规律生活对健康的重要性。从这个角度看，几乎没有医生是健康的。

一个阴雨天，正在看诊，电话一直在震动，非常执着。我没看完病，肯定不能接，响就响吧，反复震动，持续几分钟以后终于消停了。如此长的震动尽管没有造成太大的影响，我还是对患者表示了歉意，有些埋怨打电话的人，明知道有事不能接或没听见，就别打了，我好像也没有欠账不还的情况，用不着催成这样吧。即便有些许的不痛快，心里还是有些疑惑，什么事情值得这么执着地骚扰我，广告骚扰电话都不会这么长，肯定还是朋友打来的。

等看完病，把患者送出门去，我赶紧拿起电话一看，是朋友J打来的。J原来是某个医院的技师，毕业后一直在地方的三甲医院从事医疗美容护理，因为先生来京工作，她只能陪着，来京后很难再去公立医院，只能找到一个私立医疗美容机构，主要从事文身工作，兼职做美容护理，这已经是纹饰工作者里最正规的专业军了。现在很多美容从业者没有任何医学背景，从美容学校毕业后直接上岗，进行纹饰和医疗操作。造成这样的局面一方面是行业管理不到位，另一方面是因为美容需求者也没有更多的要求。据统计，美国也有一半的美容院违规进行激光脱毛操作，都是钱惹的货。J因为技术很好，服务态度也棒，因此名气越来越大，后来和人合开了一家美容诊所，做得很有声色，但因为不是医生，有些皮肤问题经常会问问我，看是否能从美容角度进行治疗。我们也经常电话聊聊新的美容进展，没事时也会和我展示一下她的生活，比如最近买房了、换车了、旅游了等等。因为纹饰做得越来越有经验，求美者越来越多，她也越来越忙，我们已经有半年多没有联系了，这个电话打来，肯定是有事情了。

回拨电话，对方马上接起："哎呀，你可接电话了，要我命了。""怎么了，慢慢说。"J的口气非常急，还能听到电话环境嘈杂的声音。"你等会儿，我找个地方说，我在医院呢。""怎么了，谁病了？"

在三甲医院工作的人经常被误解为找人看病应该是一呼百应，什么科都能找到熟人。其实不然，我们看病除了能找找同学和老师，其他的也一概说不上话，有时还不如一个后勤的人。我特别佩服那些到哪个科室都有熟人的人，真的是高情商。我在医院工作超过10年，还是只能找留在国内的同学，因此，有些邻居、老家的人或初高中同学打电话让我帮忙挂××医院××教授的号，我只能苦笑。现在有特需门诊、网络挂号，还有很多知名医生在私立医院出诊，因此，提前挂号也是有很大机会能成功的。比如和睦家医院的肿瘤中心和北京肿瘤医院合作，属于北京肿瘤医院的国际部，那些在北京肿瘤医院挂不上号的，可以给我们医院打电话预约，提前一个月就能约上，而且保证30分钟的就诊时间，何苦求人。那些上嘴唇一碰下嘴唇就让别人给你办事的，以为别人都是总统吗！我的同学还曾经遇到过一件奇葩的事情，老家来人，说要申冤，来北京就是求同学给中央递个话，把他的事情办了。我同学说："我有冤屈也只能亲自跪新华门了，不然也没有办法，我是在北京，但我也只是升斗小民，不可能像在村里找村主任说话那样，找到一个大官出面办事，而且办事也得合法、合乎程序不是。"结果人也不走，在他家吃住，最后只能帮着找个律师，律师费要2万，算算不划算，因为整个冤屈涉及的钱也不过5万。一个多月以后还是回去了，回去后到处宣扬同学忘本，不办实事。同学父母还在当地，觉得没面子，电话打过来把同学骂了一通，气得同学很久没回老家。其实同学托人请客都花了上千，他还供着房贷，养着孩子，一个小医生，连科主任都不是，哪里有门路。我有十多年没去过西单了，有一次朋友来京，约在西单见面，结果下地铁愣是走晕了，还是朋友带着我走出来的。可见，北京人也不是全能。

思绪有点跑偏了，继续解决朋友的问题。

"没有病，不是病的事儿，你听我说，我不是一直做文绣嘛，一直都挺好的，结果一周前，有个人来找我文眉，还是熟人介绍的，人长得可漂亮了，就是眉毛很淡，她想文了眉就不用每天化眉毛了，省事。我想着是熟人介绍的，得给人好好做，结果越是熟人越爱出事。昨天来找我，不仅文眉部位的皮肤又红又肿，还有水疱，都流水了，上眼皮也肿了。我觉得可能是疱疹，但是常规文眉后我都给涂阿昔洛韦软膏，不应该出问题啊。又怕是细菌感染，昨天又给开了百多邦，今天来找我，症状更严重了，比昨天还红肿，没法看了，给人毁容了。我让我们诊所的外科医生看了一下，说可能是感染，会留疤，她先生就要揍我，这可怎么办呀，我赶紧给你打电话，照片也发给你了，你看了没有？""我还没看呢，刚才在看诊，没法接你电话，这不看完马上就给你回电话了吗。我先看照片再打给你。""行，我等你，快点儿啊。"

　　我打开微信，一堆新消息，找到 J 的微信，有好几条，全是图片，有近照，有远照，有放大照，有正面照和侧面照，还有单独眉毛的照片。图片显示很清楚，一个 30 岁左右的女性，双侧眉毛呈对称性红肿，眉形已经受到影响，粗壮得很，中间靠近眉头处有渗出并结痂，连带着双眼睑轻度水肿，但是没有看到水疱和脓性分泌物，这种情况基本上考虑染料过敏，临床上并不罕见。当然，做纹饰后也常见单纯疱疹和细菌感染，疱疹很少发生在双侧，一般是一簇红斑基础上的水疱，细菌感染则能见到化脓的渗出物，很少对称发生。现在纹饰后感染比较少见，因为多在纹饰后外涂抗病毒的阿昔洛韦软膏和抗细菌的百多邦软膏，以预防疱疹和细菌感染，而染料过敏的比例近年来则有所增高。我还曾经在临床上遇到一个特意去泰国做纹饰的女性，在一条大腿上文了一条黑龙，几乎占据全大腿外侧，结果一周后也是发生了纹饰过敏，来找我看病的时候，黑龙变红龙，大腿红肿，整个大腿比另一条没纹的大腿粗一圈，痒得都睡不着觉了，但是好在没有流水、渗出等，这种过敏治疗后效果都还不错，但要遭 1 ~ 2 周的罪，个别甚至要 3 个月。而且这些患者都不建议再次进行纹饰，有些人的纹饰痕迹还需要二次激光修复才基本上能恢复原样。纹饰一般不贵，几百块可以文一个虎头，过敏治疗也还好，但纹饰修复的花费和遭的罪可能是10倍或更多。中国大陆招兵体检，皮肤要求没有纹饰及一些瘢痕，如烟头烫伤瘢痕、割腕自杀瘢痕等。因此，在招兵前，我们经常见到小伙子来门诊询问能否尽快去除身体的纹饰或瘢痕，只能说抱歉，若是提前一年，可能还有机会去除，但是对于纹饰后的痕迹以及很深的瘢痕，在1～2年的治疗期内也许掩饰不佳。所以年轻冲动需谨慎，虽然我们需要激情，但凡事都要考虑清楚，不是所有行为都有机会纠正。

看完照片，赶紧回电话："J，看照片要考虑染料过敏。文眉之前你问过她过敏史吗？""真的是过敏吗？不用考虑感染吗？那我还放心一点儿，过敏你讲过，我也遇到过，我不怕，而且现在眉文得都浅，等染料1～2年掉差不多了，也就不过敏了，不行还有激光洗眉，也能促进染料代谢。唉，我就知道熟人一定会出事，我当时就想着好好给人做了，别丢熟人的面子，根本就没有问过敏史。后来我写治疗记录的时候发现自己漏了这项问诊，心里还打鼓来着，赶紧打电话追问，告诉我从来没有过敏过，我觉得还好，但总是有些忐忑，直觉就是准，越怕越出事。怎么处理？快给个专业意见。""马后炮没用啊。不过纹饰确实不容易预测过敏，有过敏史的人不一定不能做纹饰，没有过敏史的人也不是一定安全，概率高低而已。现在进行常规抗过敏处理就好了，硼酸氧化锌冷湿敷，不能强行撕痂皮，7天左右好，但是建议不再继续做纹饰，和患者说清楚。""好，我和她说，万一她要咨询你，帮忙说仔细点儿呗。""行，我不扯你后腿。"

我接着看后面的患者，J没再骚扰我，估计解释清楚了，毕竟不是太大的事情，虽然看着严重，影响几天的形象，遭了罪也没有达到文眉的目的。不过我还是不放心，毕竟这也属于一件很影响心情的事情，不仅仅是患者心情差，操作者的心情也坏。没有任何医护人员希望自己的治疗出现期望以外的事情，但是又很难避免，因此我们经常行走在钢丝绳上，有一个比喻很好：在钢丝绳上弹钢琴，意思是又要弹出优美的旋律，又要保证安全，这很不容易，总有马失前蹄的时候，而疾病总是披着外衣在那里等你抽丝剥茧地发现真相，有的隐藏得深，导致所有人都认不出来，或者即便认出来了，因为敌人战斗力太强大，导致我军失手。

中午吃完饭，我还是给 J 打了个电话，电话接通了："那件事情怎么样了？你在哪里，怎么这么吵？""我带她来协和了，刚看完。协和大夫挺好的，好一通安慰我俩，说是没有太大的问题，别担心。""你怎么想去协和了？"我很诧异，这个点儿去协和，怎么会挂上号？"嗨，你可别提了，她丈夫不依不饶，真的就差打我了。我和他说了我们的分析，他不信，我说那就去医院看看，我附近不是有个三甲的××医院吗，人家坚决不去，非要去协和，我想着情况紧急，就别讨价还价了，赶紧开车上协和，还好，紧赶慢赶地挂了国际部的号，一个老大夫，人特别好，我把事情一说，他给我们加个号，等到最后一个。现在刚看完，老大夫也说是染料过敏造成的，一周左右能好。安慰他们半天，也说过敏不易预测，然后就给开了十几块钱的药，有外涂的硼酸氧化锌和硼锌糊，有口服的西替利嗪。我正往出走呢。""那两口子没说啥吧？""没有，但是这事儿没完，那男的说了，得等下周再看看恢复情况，不行就起诉我，让我赔钱。""啊，不至于吧，这么严重？""先别说了，我也烦得不行，还得给我朋友打电话，让她中间给调和一下，不过确实得看恢复情况，万一她没护理好，留疤了呢。我这一周别想睡安稳觉了。以后就不能接熟人的活，没有百分百，也是有百分之五十的概率发生问题，见鬼了。" "没有见鬼，还是没有按正规流程走。当然，过敏是意外，可是你尽管事后找补了，可是患者并不一定往心里去了。毕竟操作之前，她担心各种并发症，操作之后，多重点考虑是否美观了。"

我们在临床上有个说法：经常性地在熟人身上发生不该发生的问题。按理说，有熟人好办事，可是临床上还真就会发生这样不可思议的事情，使得接触熟人的时候战战兢兢，就怕出事，最后朋友都没得做。我就接触过一个进修医生，她因为急性阑尾炎开刀，结果麻醉时发生了意外，昏迷7天才醒，还是本院最好的麻醉医生做的麻醉，也是他们外科主任开的刀，但是谁都不知道为什么会昏迷，也不是用药过量，之前也没有药物过敏史，后来讨论也不能肯定这次昏迷是否药物过敏导致。本来是腰麻，术中发生意外，眼见着没有了呼吸和心跳，赶紧抢救，上了气管插管，结果因为操作紧急，把门牙都撬松了，后果就是门牙有点儿龅牙。苏醒后这7天的记忆一直没有，还因此而流产了，弄得麻醉科主任见了她一直都不好意思，好像是他的责任似的，到最后也没找到原因，也就不了了之了。普通患者若是经历了这件事，还不得不依不饶的，尤其现在医患关系这么差，手术做好了，医生都可能上被告台呢，何况做不好的和有瑕疵的。因此，对于熟人来看病，我更加小心，就怕出事。

一周后我再给J打电话，询问事情进展。她很沮丧，虽然患者恢复得很好，几乎没有留下特别的痕迹，颜色退掉很多，没有遗留瘢痕，基本恢复了以前的状态，但是患者和家属还是投诉要求赔偿，并且精神赔偿数额很大，最后经过协商，诊所私下赔偿，那也不是一笔小数目。J愤愤地说，以后再也不接熟人的活了，也要和介绍人断交，介绍的什么朋友啊，明明是拆台捣乱来了。尤其那个先生，气势汹汹的，还要打人，怎么说都不行。"跟不讲理的人讲道理，不如讲拳头。真是秀才遇到兵，谁也不想发生这样的问题，但是问题出来了，我想着如何解决，他想着如何出气，根本就不是一个层面，没法沟通了。我当时也想脱了白大褂好好和他掰扯掰扯。"

"别啊，任何医疗纠纷都是一笔财富。医学上总是有不完美的地方，一件事情要从两方面看，塞翁失马，焉知非福。这看着是件坏事，但是不是又给你吹了冷风，把你翘着的小尾巴压下来了，让你更精心了？所以不要灰心，我这里还有好多要文眉的朋友等着呢，接着干。过敏感染都是小概率事件，只要按照诊疗原则进行，就问心无愧。这些坏情况若是按照千分之一的发病率算，总有可能会遇到，那就说明你的服务数量提高了，不然哪会遇到这样的情况。以前没有遇到，那不是你技术好、运气好，是因为你做得还不够多。"我导师就曾经给我泼过凉水。那时我正二十出头，意气风发，沾沾自喜，认为自己每天忙碌得很有效果，成就感十足，世界都能踩在脚下。我导师就说，沉下心来，要不断对自己的诊治进行反思，温故知新，对疾病要反复咀嚼，不要图快、图量，患者再多，也不要流水线作业，不然一天看100个患者，不如细心看一个患者，对自己行医生涯不负责，便是对患者的不负责，更不能认为自己做得无懈可击。一旦你觉得完美，要么是因为你的活干得还不够多，要么就是认识上还不够完善。医学怎么可能完美，医学都是缺陷美，只能努力尽善尽美，但是绝不可能完美。医学工作者经常有种错觉，幻想看书后第二天就能遇到新看的病种。是以前这种病不发生吗？不是，而是你没有认识到，所以误诊的可能性更大。好吧，每次挨训，我都乖乖地夹着尾巴一段时间。良师良言苦口，仍旧历历在耳。现在我又将老师的训诫传递给新人，一代一代传承下去，以期为患者提供更好的服务。

"你和患者说了没有，痊愈后停药3天就可以做斑贴试验，看看能不能检测出来过敏的东西？""我没有说，不想说。万一没有找到呢，更麻烦。烦死了，我都赔她钱了，凭什么还要伺候得那么仔细？""不能带着情绪工作，影响同事心情。我们自己也要吃一堑、长一智，从中总结经验教训，再说了，给患者说说后续保养又不少你一块肉，帮助她以后尽量避开可能的致敏原，救人一命胜造七级浮屠啊，小同志。""哼，以后再过敏，就是她倒霉。""不是，可能是另一个医生倒霉了。你可能要误伤同类呢。"那种蝴蝶效应、连锁效应、多米诺骨牌效应，可能都会发生，谁知道哪一天哪一件事是和今天这件事相关呢？

纹饰的染料因为含有活性金属成分，从而导致的过敏还是不少见的，但是同其他过敏一样，不容易提前预测和检测。我们可以通过斑贴试验进行一些预测，但因为有些染料成分的不确定性、不明确性以及进入人体后染料之间在液态下互相发生作用，或者和血液作用，和阳光作用，和细胞作用，抑或综合作用，都可能发生不可预测的反应。过敏还是容易彻底控制的反应，若是发生其他情况，有些则非常难办，比如若是出现排异反应，细胞将文进去的染料逐个细细包裹，形成了特殊的肉芽肿，美容后果更差，基本上属于毁容，因为需要将增生的肉芽肿切除，因而遗留明显的瘢痕。当然，现在有各种激光美容手段，可以去除文身和改善肉芽肿状态，不太会留有瘢痕，但虽说是微创，却仍是再一次损伤，也遭二次罪，而且有时候一次治疗并不能达到清除纹饰的效果，还需要重复数次，有些则因为治疗又引起二次伤害。而有些颜色的染料，如红色、绿色、黄色、橙色和荧光色，都是目前不容易被清除的颜色。还有些黑色染料可能含有活性铁剂，用激光去除纹饰的时候，会导致黑色被氧化，成为红色的 Fe_2O_3，更难以去除。结婚前可能没有多少人会考虑为离婚未雨绸缪，但是美容前一定要想清楚，过敏了怎么办，没有作用怎么办，毁容了怎么办，有办法恢复原样吗，有信心接受不完美吗，万一有生命危险怎么办……和医生治疗前谈话，不要总想着美梦都能成真，还有可能发生丑小鸭变成灰天鹅的变故呢。不能单看见贼吃肉，看不见贼挨打。贼都必须挨打以后才能吃肉，况且有些贼挨了打也没有吃上肉。

有些纹饰若想文在生长纹或膨胀纹等处，或者用一种颜色遮盖另一种颜色，因为不容易着色，所以会将染料刺入皮肤较深层，一旦过敏或发生肉芽肿反应，治疗起来更棘手，除了染料不易清除，还容易残留刺入时留下的小孔，需要利用另外的手段改善，目前多采用激光磨削或点阵激光剥脱方法，这也是一笔不小的花费。

还有些纹饰染料不停留在纹饰图案处，逐渐渗到边缘，使得图案线条或边界不清，导致纹饰图案模糊，且底部发红，这种情况有可能是轻度过敏，要根据具体情况具体分析。若是晕染，建议让皮肤美容科医生选择一些医疗手段帮助修饰一下，以达到图案清晰、美观的效果。

无论如何，现在的纹饰技术比最初流行的时候好多了，那时候全国一片卧蚕眉，想起来我就会乐上好一会儿。当然，随着激光洗眉技术的发展，卧蚕眉现在几乎见不到了。

激光脱毛，
毛脱了，皮肤变痒了

每周五早上，一般情况下都没有 Morning round（医生早会），比较轻松，但是为了能有个停车位，员工也会按照平时的时间来上班，来晚 1 分钟，可能就需要绕着医院跑 30 分钟，万一还找不到停车位置，只能把车扔给保安，让他们随便停吧，不然就真迟到了，所以干脆早些出来，一好百好，京城居，大不易。没有早会至少多出半小时的时间可以和同事聊聊八卦，大家也逐渐熟悉了这样的模式，加上周六多数人会休息，所以周五早晨的聊天总是很热烈。

最近科室增加了几台激光、像素射频等仪器，可以做瘦身、去除妊娠纹等产后修复美容项目，大家都正在抓紧时间学习。引进任何一台新仪器或一项新技术，我们都会密集学习，不能体验的要查阅很多文献，然后给大家反复宣讲，直到充分理解，若是能体验的则会亲身体验，每个人都是操作者，也都是体验者，必须熟悉以后才可以在患者或求美者身上进行操作，以免出现各种问题。其实医护人员都是这么过来的，哪个护士在上临床前不给自己肌肉扎一堆针、静脉打一堆点滴呢？我每每给患者讲冷冻知识、电灼知识、激光知识，都会给他们看我胳膊和小腿上操作后的痕迹，以身示范，让他们即使在阅读过知情同意书后，也要有感性认识，帮助他们全面理解任何治疗所产生的后果。治疗不一定都是完美的，风险认知很重要。人类同疾病和衰老斗争的结果，胜利是暂时的，失败是必然的。其中的插曲也一定是有利有弊，利远远大于弊，我们可以去做；利等于弊，视疾病情况而定，可以冒险；若是利远远小于弊，那估计没有人会选择吧。但是医疗又是全或无的事情，无论概率高低，一旦落入，要么好，要么坏。而小概率事件，往往也会促使人们去尝试，比如大家常说的偏方治大病，偏方能治疗好的往往是个例，若是大多数人都能从中得益，就不叫偏方了。理解了利与弊、全或无以及概率的道理，医疗才能进行下去，这个道理需要医患充分沟通，医生充分讲解，患者充分领会，一方讲解不足，一方不能全面理解，那么结果无论好坏，总是会有遗憾。

　　正和同事们说着这几天拿新机器练手的感觉，以及体验后的自我感觉，互相学习着彼此的经验，我们的韩国客服人员MissLee进来了："袁大夫，我是你的第一个患者，我能提前看诊吗？因为我一会儿还有一个翻译服务。"我一看时间，还有20分钟到上班时间，可以，帮人帮己，看完后我还能有时间去打几个工作电话。一旦开诊，我经常没有时间去做一些非医疗工作。既然人已经来了，就提前开始工作吧。我还没有看她的病历记录，只能多多问诊。

　　我把Lee带到诊室："你的荨麻疹又控制不住了？"Lee是在医院工作了将近10年的韩语翻译，工作上我们经常碰面，因为很多韩国人和朝鲜人的英语和汉语都不好，我本身又不会韩语，因此需要翻译陪同。翻译陪同工作很没有规律性，有时候夜间急诊还需要他们随时到岗提供帮助。医院配备了日语、韩语、西班牙语、法语、德语、阿拉伯语等数个小语种的专职或兼职翻译，以应对不同国家的患者。Lee是专职的韩语翻译，他们的专职工作非常辛苦，有时候甚至需要24小时连续工作。因为工作压力大，经常会发生神经性皮炎、荨麻疹、脂溢性皮炎、斑秃等与情绪相关的皮肤问题。我还有一个日语翻译患者，也是反复发生皮肤问题，治好了没多久又犯，每次见我，我都不好意思。后来因为结婚而辞职，半年后再来看我时，皮肤问题都消失了，她很高兴地和我说："你说得对，袁大夫，皮肤问题真的和压力有关，我现在压力小了，再也没有出现皮肤问题。你记得那时候我总来找你看我的头皮屑，现在一点儿都不复发了。"我心里想，那是因为你还没有怀孕，若加上孩子问题，焦虑又会卷土重来。日本文化中婚后女子多在家做专职太太，也是一个好事，中国女性，哪个不是顶半边天，所以因职场压力和家庭生活而产生的焦虑造成的皮肤问题比比皆是。

不幸的Lee就一个接着一个地发生了上述各种皮肤问题，在她的就诊记录中，皮肤科和理疗科是常去的科室。最近几年来，她的问题一直是我在跟。最近一次是因为慢性荨麻疹发作来看诊，和她再次讲了休息的重要性，以及如何服药控制荨麻疹症状，甚至开玩笑让她赶紧结婚。结果Lee告诉我，她们的观念现在也在逐渐改变，婚后出来工作的女性越来越多，尤其是在北京，女性不工作，生活会受影响，因为男性赚的钱不够，因此，她结婚后也一定会出来工作的。每次来为患者做翻译，临走之前我都会问问她的身体情况，最近控制得不错，已经很久没有因为皮肤问题来找我了，现在怎么又发生了皮肤问题呢？

"袁大夫，我也不知道。我这次是在比基尼部位做了激光脱毛，然后就一直痒，一直痒，我吃了西替利嗪也不管用，还会影响睡眠，而且皮肤还有包，发黑。""噢？你什么时候脱的毛？""两周前，你不在，我找的其他大夫做的。"我看了一下治疗记录，可不是，激光能量给的还是去年最后一次的剂量。"去年我给你做激光脱毛的时候，你说疼得很，而且第一次测试了 3 个点，能量大的那个点留下了色素沉着，我当时还和你说，你需要的能量要小一些，不能大，当时做了 3 次，结果还不错，做完第三次我还说，今年若是重新长出来，再脱一次。可能以后每年或每两年做一次就能维持很久。""对啊，所以今年我看毛发又有些长回来，就想着再脱一次，大夫说用同样的剂量就可以，可是结果就不好了。""你有和大夫说你去年脱毛的情况吗？""没有，我当时也是插队来的，想着就做一次，也就没有多说。""当时你很疼吗？""是啊，比去年疼，我冰敷了两小时，还不行，回家疼了差不多一晚上，然后就开始痒了，一直都不好。""疼的时候你有没有和医生说？""没有，我也忘了去年有多疼，而且剂量一样，我以为和以前一样，我还想着疼得严重些，效果更好。""我去年和你讲的都白讲了，不是越疼效果越好，有时太疼了，不良反应就容易出现，要不然我们还在脱毛前做什么测试啊，直接上最强能量不就好了吗？治疗一定是以安全为前提。没起疱吧。""没有，就是红，全是小疙瘩，不过一天后多数小疙瘩消失了，还剩下几个，就是不没。"

"两周前你的荨麻疹状况如何？""隔天吃一片药，刚能控制住痒，但是眼睛不行，眼科医生给我开了抗过敏的眼药水，可是不太管用。""那就是还没有好，而且可能还有些加重，连结膜都过敏了。"我看了一下药物记录，三周前眼科医生给开的是奥洛他定滴眼液，抗过敏的。Lee 的眼结膜不红，也没有眼睑皮肤问题。"这两天你吃药了吗？""没有，吃了也没有用，我 5

天前吃的最后一片，后来用了氧化锌软膏，没有用，还是痒，一点儿也没好转，然后就越来越黑。""我先看看皮肤情况吧，然后咱们再讨论。"

我想先看看 Lee 的皮肤情况再做决定，毕竟她还是有荨麻疹病史的。

Lee 解开裙子，比基尼部位呈现出一大片略干燥的灰褐色的融合成大片的斑片，还能见到个别激光治疗产生的圆片形状（我们的激光接触头是 15mm 直径的圆），一根毛发也没有，但是个别毛囊位置有小的红色较硬的丘疹，个别丘疹顶端已经被抓破，留下血痂。我用压舌板划了一下比基尼皮肤，皮肤明显隆起变红，出现风团。又划了一下前臂皮肤，仍是隆起变红，很快出现风团。划痕试验呈阳性，荨麻疹还在。

这种情况首先考虑和激光有关。激光脱毛的原理是光选择性热解原理，以及机械效应。选择性热解原理是激光进入皮肤后，毛囊黑色素吸收了激光的能量，然后被破坏、分解，逐渐被细胞吞噬吸收，或者被细胞逐渐代谢，推向外表脱落。机械效应就是黑色素被激光直接冲击后分解成碎片，如同砸石头一般。若是激光能量大，两种途径都会造成色素颗粒被过于剧烈地破坏，崩解过程中对皮肤细胞的强大冲击可以造成细胞水肿、破裂，血管破裂等，导致一些不良反应的发生，如炎症后色素沉着、色素减退、水疱、出血、青紫等。Lee 的色素加深就是这个原因。当然，激光能量小则不会产生目的的结果。有些人体质不同，即便用的激光能量很小，也会产生色素沉着等不良反应，或者在某些身体情况下，也容易发生不良反应。因此，我一般都尽量先做个测试，找到合适的参数，一周后没有不良反应，再用合适的参数整体治疗，随治疗随看反应，还可能在治疗过程中再次调整。

因为此次 Lee 使用的剂量和去年相同，不应该说是能量过大，所以本次的反应一定要先考虑 Lee 本身的慢性荨麻疹因素。皮肤划痕呈阳性反应，剧烈崩解造成的细胞水肿就是造成皮肤划痕呈阳性的原因，也就是瘙痒的原因。这种瘙痒不属于传统上的过敏，但是病生理过程和过敏的效应器反应基本一致，除了没有致敏原激发抗体反应，也就是属于老百姓口中的广谱过敏概念。一旦出现细胞严重水肿，虽无水疱或类似烫伤反应，后面的色素沉着也很容易发生。那些毛囊小疙瘩是因为细胞水肿，导致毛囊口阻塞，排出不畅，产生粉刺，或者因为搔抓造成微弱的细菌感染，导致毛囊发炎，产生毛囊性小丘疹。

治疗瘙痒和小疙瘩都不难，用些激素药膏配合抗生素药膏就会缓解。但是色素恢复却需要一定的时间。普通的色素沉着一般需要恢复 1 ~ 3 个月，但是我知道 Lee 的恢复速度非常慢，若是不给予一些处理，估计要恢复 3 ~ 6 个月，那会给她带来很大的困扰。所以我给她开了口服维生素 C 和维生素 E，外用激素和氢醌霜，嘱咐下个月复诊再看情况。

　　我把激光脱毛后出现瘙痒和色沉等情况和 Lee 分析以后，她叹了口气："我真不知道还有这个反应，我还想着去年也是这个时候做的，效果特别好，今年我就这个时候过来了。现在看着真难看啊，我会恢复吧？""会恢复的，只是需要时间，我们尽可能地帮助你缩短这个时间，也希望你的先生能理解。"我开了一句玩笑。临床上确实遇到过这样的事情，先生很恼火，夫妻会吵架。"你去年这个时候还没有荨麻疹呢，当时只是脖子上出现神经性皮炎。所以在做任何项目的时候一定要记得告诉医生你当时的身体情况，而且治疗过程中千万别忍着疼痛，让医生来判断是什么原因，是否需要调整治疗剂量。中国有个俗语：吃一堑，长一智。我们都要从中吸取教训。我也会和大夫说说你的情况，这就是熟人容易出错的又一个例证。""啊，你们也这么说，我们那里也这么说。""因为容易掉以轻心。""是哦，是哦，袁大夫，我下个月再来。""好的，不过你可能也会因祸得福，毛发再生的机会会小很多，塞翁失马，焉知非福。""啊，可是我宁可要毛多些，也不想黑，太丑了。""会好的，若是这段时间有翻译工作来我们科，记得来找我看看，若没有翻译工作，一个月后复诊。"我带她出了诊室，让护士给拍个照片，美容治疗前后留照片是常规工作，中间出了岔子更需要照几张照片留档。

　　一个月内我见了 Lee 6 次，虽然不是每次都能有时间看看她的情况，但是每次问，她都说有所好转，复诊时再对比照片看，疙瘩没有了，颜色明显淡化很多，但是仍旧能看出来有加深。3个月后基本恢复，毛发再生的现象在 3 个月内确实也几乎未见。她的慢性荨麻疹因为中医又给加了一些中药治疗，控制得还可以，但是依旧因为忙碌而有所反复。这就是人生啊，哪有十全十美的事呢，真是不知道哪块云彩能下雨，哪次雨后有彩虹。

买穿戴之前
需多想想

衣服引起的过敏，这个题目谈起来有些复杂，因为衣服本身的成分、染料、附着的杂质以及饰品都可能引起过敏。

周末我们偶尔会值班，一般情况下，医生的门诊时间是固定的，方便患者找同一医生复诊，也方便医生自己安排私人事宜。但是周末，情理上不能总是固定一位医生值班，医生也是有家的人，家里人也需要医生退出职业角色，回归家庭，欢聚周末。所以周末的班医生轮值就是常态。每人每月2～3个周末的某天值一天班，满足不能请假看病患者的需求。和睦家还有长白班，就是从早上9点到晚上8点，下午5点以后8点以前安排医生给那些下了班才能来的患者看病，也是为了更好地服务于患者。这样，一些患者就不用请假看病了。

夏末的一个周末，我值班，周末患者一点儿也不少于工作日患者，甚至更多，因为不是重病，不用看急诊，所以很多患者利用休息时间来看病，而且在和睦家医院，周末的各种检查和化验也不耽误。护士拿着一个病历进来："袁大夫，这位患者是个小女孩儿，妈妈带着来的，说是昨天发现身上有疹子，孩子很不舒服，正在哭呢，能不能加个号看，因为明天要回国。"我一看时间，大概能挤出来 10 分钟。"可以，和妈妈说，我有 10 分钟的时间，看她是否同意。"和睦家看病是预约制，一般每个患者看 15～30 分钟的时间，10 分钟有些短，服务上就可能不满意。不到一分钟，护士带着妈妈和一个八九岁的小姑娘进入诊室，"请坐，我是袁医生，非常抱歉，我们只有 10 分钟左右的时间，你能说一下情况吗？"两人肤色偏黑，头上严严实实地包裹着漂亮的黑巾。小姑娘还在用手挠，隔着衣服抓胳膊、抓大腿，眼泪汪汪的。妈妈一边用手拍打女孩的身体，帮着以疼止痒，一边快速和我说起来。中文意思大概如下："昨天晚上，孩子说痒，我就看了一下，身上出现了一个一个小包，不是蚊子咬的那种，就身上有，脸上和手脚都没有，而且越来越多，明天我们就回国了，孩子需要上学了。""以前发生过同样的状况吗？""没有。""孩子以前有过其他皮肤问题吗，或者患过其他疾病吗？发热吗？有胃肠道不舒服吗？有关节疼痛等情况吗？月经初潮了吗？""都没有。""那我们先看一下皮肤情况。"

小女孩脱掉衣服，我看了一下她的躯干和四肢，密密麻麻的小红丘疹，顶端全是抓破的痕迹，细看就是一个个小水疱破裂后的表现。没有小丘疹的皮肤也被抓到，形成一条一条红色带痂的抓痕。看起来应该考虑直接接触性过敏。皮损波及范围很广，除了面部、头皮和手脚，几乎都有，以躯干和上肢为主，腿从大腿到小腿渐稀，四肢伸侧皮损比屈侧多，丘疹尚没有融合倾向，因为时间短。一天的病程痒成这样，也够严重的。因为考虑是接触引起的过敏，问诊就开始倾向于这个方面。

"孩子最近 1～2 周有没有接触过什么新的衣服、被子、润肤油？"这些是孩子比较常见的皮肤接触致敏原，也因为皮损才发生一天，并且是新发的，因此，要把致敏的潜伏阶段考虑进去，常见的首次接触致敏时间是 1 ～ 2 周，也有短到 3 天、长到一个月的，但是少见。"医生，一周前我带她到动物园（北京服装批发市场）买衣服，因为要回国，以后孩子可能不会再来中国，我觉得中国的衣服便宜，就想着多给她买一些，我们逛了一天，大概让孩子试了上百件衣服，这算不算是原因？"动物园那的衣服买卖这么有名啊，试了上百件，孩子和妈妈还不得累死。

"应该考虑是这个原因。治疗不是很难，吃一些抗过敏药，外涂一些中效激素药膏，一周内症状就可以控制了。那些衣服买回来都清洁消毒了吗？""洗了，我对新买的衣服还是比较注意的，买回来都清洁消毒后再穿。医生，你说孩子的皮肤问题和衣服有关，那我新给孩子买的这些衣服还可以再穿吗？""可以，孩子的皮疹虽说是和衣服有关，但是从皮损表现为一个一个的密集丘疹来看，和衣服本身关系不大，应该考虑和衣服上寄生的螨虫类有关，实际上属于螨虫叮咬以后产生的过敏，或者是对螨虫的代谢物过敏，因此，还可以穿清洁消毒后的衣服。衣服本身的过敏有衣物纤维的过敏，尤其是非纯棉织物，化学添加物质的过敏，比如免洗衣物用的甲醛，以及染料的过敏，它们引起的多以片状红斑类皮疹为主，带水疱的丘疹（丘疱疹）少，因此，孩子的问题目前不考虑衣服本身。""那我就放心了，我买了 50 多件衣服呢，能让她穿到 18 岁，要是不能穿，可怎么办呢。"这个妈妈太强了，50 多件衣服，不同年龄段，准备 10 年的衣服，衣服样式会变的啊，不流行了怎么办，万一孩子体型变化太大，穿不了怎么办。我暗自腹诽，但依然平静地开了处方，将小女孩儿和妈妈送出诊室。

对衣服类过敏的人其实并不少见，尤其是儿童和多汗的人，内衣和夏装因为能贴皮肤穿着，通过汗液浸渍、摩擦和致敏原的综合作用导致的过敏几乎占据了衣服过敏的 99%。外套很少有过敏的，但是一些羊绒、羊毛大衣领子或围巾、狐狸毛围领也会刺激颈部皮肤产生过敏症状，如发红、瘙痒等。还有一些坚硬的部分，如衣领标签、衣袖等，机械摩擦后引起皮炎，多发生在过敏体质的患者身上，那么他们只能穿着纯棉织物了。

衣物过紧，汗液刺激，织物上残留的未冲洗掉的洗涤产品、柔顺产品，甚至染料都可以引起过敏。这些会引起过敏或刺激的产品，结构或性质会有交叉，因此，患者对一种成分过敏，对另外一种成分过敏机会也会很高。护肤品过敏和药物过敏均同理，当然，干性皮肤也容易诱发过敏。

若是对非棉织物过敏，建议终身选择纯棉衣物，对儿童的衣物选择更是如此，那些蕾丝的、速干的织物尽量不要贴身穿。若是对新衣物残存的甲醛或其他添加物等过敏，一定要将新买的衣物下水清洁（甲醛极易溶于水）。若是对久置衣物中可能存在的螨虫等过敏，除了清洁和消毒，穿之前的晾晒并拍打衣物也是很重要的一环，并且被子、棉织物的垫子、布艺沙发等都需要除螨处理（这种情况在螨虫过敏一节有详述）。衣物的染料也是常见的引起过敏的因素，很多女孩子愿意穿黑色内衣，据统计，深色染料引起的过敏概率远远高于浅色染料，因此建议内衣以浅色为主，尤其不能穿掉色的贴身衣物，掉色的衣物不仅仅能引起过敏，还可能引起一些其他问题，比如中毒或诱发癌症。

一些编织衣物有金属丝线，女士胸衣有钢托和松紧带（橡胶），若是对金属或橡胶过敏，也要密切观察接触后是否有皮疹、瘙痒等过敏症状。曾经看诊过一位女患者，每到夏季乳房下方就会出现皮疹，一直按照湿疹处理，药物虽能控制症状，但是会反复出现，持续了 5 年多，在我的建议下做了斑贴试验，找到镍铬金属致敏原，发现是胸罩钢托引起的过敏反应，从此没有再穿过带钢托的胸衣，皮疹也就再也没有发作了。湿疹治疗指南上一直强调要对患者尽量做致敏原检查，尤其是斑贴试验，找到原因才能从源头控制症状。

皮革衣物中的铬和对苯二胺引起的过敏也不少见，因为铬和对苯二胺本身就是常见致敏原。也有一些衣物引起的过敏反应不是湿疹皮炎样，曾有过因衣物过敏导致银屑病的案例，因此，某些银屑病患者也被建议做斑贴试验，这个非常容易被说成过度诊疗。

衣物引起的过敏多不见于腋窝顶部，除了内衣过敏，乳房下方也一般不受累。有些过敏能有与接触部位一致的皮损范围，有些则不能，因为穿脱衣物会接触到皮肤的很多部位，因此，边界不清楚的衣物过敏并不容易判断。若没有做斑贴试验，患者也没有提供非常明确的病史，就会造成湿疹皮炎反复发作。治疗上按照单纯过敏处理即可，以口服抗组胺药物及外用激素药物为主，摆脱致敏原，过敏症状一般会持续 1 ~ 2 周。国外有关于织物本身的斑贴试验，国内目前还没有提供此类检查。若是可疑，可以从怀疑的衣物上剪下一小块，水浸 15 分钟后直接将此小块衣物贴敷在皮肤上进行斑贴试验。尤其是针对纺织行业，可以通过该试验预知哪些员工不适合该职业，做好预防与职业有关的过敏情况，避免不必要的停工，从而减少企业和国家的经济损失。但是阴性结果可能和衣物残留的洗涤剂等有关或本文举例的螨虫有关，所以斑贴试验结果并不显示所有衣物过敏都呈阳性。

我一般建议患者无论是否衣物过敏，贴身衣物尽量选择白色或肤色等浅色，天然的纯棉衣物，如棉、麻、丝、毛制品比较安全，当然，有些丝和毛织品含有蛋白，比棉麻的敏感度要高一些。新衣服在穿之前要清洗，尽量多漂洗，尽可能去掉残存的致敏原。

衣服过敏就挺让人吃惊的了，更不可思议的是鞋也能引起过敏。鞋也是人体皮肤密切接触的一种服饰，制鞋过程中添加的化学成分和金属饰品更多，脚出汗的机会又多，出汗的量也大，因此，鞋的过敏比衣服的过敏更为常见。还有帽子也会引起过敏，因为戴帽子时依旧有汗在里面发挥着诱发作用。哎呀，还让不让人穿衣穿鞋戴帽了？

对金属饰品过敏同其他部位接触金属一样，属于对镍、铬、钴、铝等过敏，而多数鞋子的金属饰品不会是纯金或纯白金，若是对金属过敏，汗液析出了金属中的活性成分，就很容易引起过敏，因此要特别注意夏季鞋子上的金属饰品。冬季汗少，并且一般有袜子隔着，很少会发生过敏反应。

皮鞋在鞣化过程中也会加铬，还会加甲醛和对苯二胺两种常见的致敏原，再加上染料，因此，人体对鞋子的过敏比例是超过衣服的，女性更为常见，因为女士鞋上的饰品多、颜色多，光脚的机会更多。夏季出现足部皮肤的湿疹皮炎类现象不少见，在寻找病因上需要考虑有无鞋过敏的可能。

我曾经遇到过一个小伙子，从海边度假回来第二天就来看急诊，因为脚背靠近足趾地方的皮肤红肿痒痛两天了。来不及预约挂号，就想着挂急诊看看，急诊医生接诊后一看，建议去皮肤科诊治，打电话到皮肤科前台，我们的前台看我有个肉毒素注射的患者因临时出差不得不取消预约，正好有空，就告诉患者，可以在那个时间就诊，小伙子一看还有半个小时，买杯咖啡跑到我们的休息区上网去了，其实这就是预约的好处，能告知患者在哪个时间段看医生，给每位患者留出 15 ~ 30 分钟的时间，得到医生对疾病和健康的充分解答，对治疗也有详细的了解。除了一些老患者，很多第一次就诊的患者记不住病名、预防措施、药物名称以及使用方法，毕竟这不是他们的专业，因此，我们需要在患者离去前明确他们对所患疾病的认知，而且确保患者能吃对药。我在三甲医院工作的时候，2～3分钟看诊一位患者，根本就很难确定患者了解我所说的每一句话，所以曾经有个患者，我开的是药片浸泡，属于外用疗法，但是他给口服吃了，还好药物本身没有太大的不良反应，又让患者3天后复诊，不然时间久了，就不知道后果如何。也有用药建议口服7天，但是因为药品不能拆瓶卖，1瓶药物可以口服一个月，有患者就把药物都吃光再来复诊，想来真的是后怕。

小伙子一瘸一拐地走进来，穿着一次性拖鞋，脚上盖着纱布，我让他直接坐在床上，把脚暴露出来。脚上情况略严重，在双足背和大脚趾间有一大片明显呈人字的水肿性红斑，有些小水疱，有些水疱已经破溃，露出潮湿的红斑，大脚趾间有糜烂，略有脓性渗出液，右脚略重些，看情形明显是人字拖造成的，不然不可能有人字形状的皮损。我问他："人字拖是新买的吧？""你怎么知道？""我当然知道，这么明显的形状，当然要考虑你的问题是鞋引起的过敏，流脓的地方要考虑继发细菌感染。脚接触的灰尘等脏东西较多，加上脚汗和脚本身寄生的细菌，或者原本可能有脚气的情况，都是容易发生继发感染的条件。""可你没有回答我为什么你知道是新买的鞋。""这是根据你的皮损表现得出来的结论。若是旧鞋引起的，像这种急性过敏之后不可能再穿。若是慢性过敏，表现就是肥厚并脱屑，而不是水疱和水肿。只有新鞋才能引起这样的反应。"

"我还以为你是算命的呢。"小伙子开玩笑，"我去度假，原来的人字拖在海边玩儿的时候被水冲走了，我就在当地买了一双新的，但没有找到我原来穿的那个牌子，随便选了一双，结果穿上第三天，脚背就开始痒，起了一个个小包，我还以为是蚊子咬的或脚气呢，抹了点儿牙膏和风油精，但是不管用，越来越严重，水疱还破了，我看形状，也考虑是人字拖引起的，就把它扔了，还好假期快结束时才发生，上飞机都穿不了鞋，我这两天都穿着这种一次性拖鞋，也有点儿摩擦，要穿不进去了。今天早上下飞机我就跑来了。"

"没事，放心。"我安慰他。虽然说没事，但是仍关于皮损，仍旧是不仅要考虑皮肤问题，还需要问有无过敏史，包括药物、食物和接触物过敏，有无其他皮肤病史，如湿疹皮炎、脚气等，有无其他内科系统疾病史，如糖尿病等，得病之前和之后有无用药史，所有的用药都需要尽量明确。一个疾病的诊断，即便是症状表现得再简单，也要多想两步，有时候一个大意就会误诊一个高仿病，比如药疹、肿瘤、麻风和梅毒，它们可以表现得五花八门，模仿力超高，没有一个医生单纯凭肉眼就能确定疾病的诊断正确率为100%，总是要根据综合表现，排除其他少见可能。学习的时候，老师就监督我们，一种病情要根据表现提出至少3个诊断，这样才能尽最大可能减少误诊率，我一直按照这个理念执行。因此，我问诊的目的是鉴别诊断，排除药物过敏、其他感染、糖尿病等，或者其他可能影响治疗的情况。好在小伙子年轻，身体好，没有什么复杂情况，基本确认是鞋过敏，继发细菌感染。治疗也简单，抗感染、抗过敏，基本上7天就能痊愈。但是因为是第一次过敏，所以建议他要么做个斑贴试验尽可能明确致敏原，要么以后若是发生同类反应，观察一下，对比一下，有什么相同的原因。根据经验，我考虑多是对鞋子的染料或添加剂成分过敏。小伙子不想做斑贴试验，给他讲了药物的使用方法，以及选择鞋子的时候，要选择正规厂家生产的、不掉色的，注意观察皮肤反应等情况，他拿了药离开。一周后邮件随访，小伙子已经痊愈。再次嘱咐其注意观察，寻找规律，避免再次过敏。因为不十分清楚致敏原，所以二次过敏的机会还是比较高的。

　　患者不想做斑贴试验，我们是不强求的，虽然临床上很多试验对患者很有帮助，但是必须经患者同意。我们需要明确的是，任何患者对于疾病的诊治都有自主权，医生只有建议权，无论疾病是恶性还是良性，做决定的始终是患者，医生不能本着"我是为你好"的态度，强行替患者做决定，尤其是恶性疾病。诊治疾病的每一个步骤都需要患者同意，儿童则是家长同意，无行为能力的人，如精神病患者或昏迷的人，则由监护人提出意见，医生不可以越权。对于所得疾病是否需要治疗，更需要取得同意的反馈。拿感冒举例，患者因为头疼、发热来就诊，若是医生想取血做个最简单的血常规化验，鉴别一下是病毒感染还是有其他可能，都要和患者解释一下该检查的必要性，患者有权利拒绝。确诊上呼吸道感染以后，医生可能会开出解热镇痛药，如布洛芬，患者也有权利拒绝。一方占绝对主导的一定会出现医患纠纷。即便是得了癌症，假设手术是最好的治疗方案，医生也不能强行把患者按在手术台上，必须是患者自己想做手术，医生才能给予手术治疗，还要让患者充分了解手术的利和弊。急诊手术也是如此，不能因为要争分夺秒而对患者和家属一句话都不解释。但是我建议读者，遇到急诊手术，要听医生的，马上都要休克了、残疾了或死了，还要求医生给你多个选择，讲透每个治疗方案的优缺点，你再从中选择最适合自己的，这不是谋杀是什么。紧急情况下，医生的第一选择是最合适的，唯一可能不合适的只有费用问题。

现在的医患关系有两个极端，一个是患者极度不相信医生，医生开的每一个检查都怀疑是否过度检查，每处方一个药物都怀疑是否因为药品回扣高，每进行一项治疗都怀疑是否因为没有送红包而导致医生没有全力以赴。来医院就戴着有色眼镜，怀疑每一个就诊过程。另一个极端是医生打着"我为你好"的旗号进行检查和治疗，不详细给患者解释，一旦患者多询问几句，就会甩上两句"你是医生还是我是医生？你是医生你来看"这类的话，明显激发气性。出现这样的社会现状，一方面是因为人们为了追求更好的生活质量，遇到大病小情都往医院跑，次数多了就会产生怀疑的情绪；另一方面是医院人满为患，医生时间有限，根本不能很好地解释和沟通。加上各种社会问题，经济、人文等都有影响，想要医生和患者能面对面坐下来，好好沟通半个小时，要走很长的一段路，医改任重道远。医生能做的是不断提高自己的知识水平和技术能力，有余力去做科普，去支边，使得全国的医疗水平都在一个水平线上，不要全国人民都来北京的三甲医院看病，再有余力，去给国家献计献策。

我曾听过一个患者投诉医生，原因是患者来到医院看病，医生开药以后，患者发现钱不够，要求医生减少药量或用更便宜的药物，但是医生来了一句，"只有这个治疗方法，没钱回家拿去。"这话听起来有些可气。各种疾病都会有多种治疗方法，花费多可能疗效更好，不良反应更少，但不是绝对的，没有规定穷人不能得病、没有药可吃吧。医生应该掌握更多的方法，比如治疗痤疮，外用药、口服药、激光、光动力，甚至食疗、护理都有效果，效果有好有差，但是除了根据病情轻重，还要根据患者的经济情况选择治疗方法，因为激光治疗全疗程下来会花费上万元，而一些外用药则几元钱，虽然对某些痤疮效果确实差异较大，但是在没有上万元的时候，我可以选择几元钱的先治疗。我还记得我父亲用韭菜和土豆加上一点儿药治好了一个 5cm 背部疖肿的农村患者，当时费用 3 分钱，若是切开引流换药，加上青霉素等大概要 10 元钱，当时黄瓜是 1 分钱 0.5 千克，一个月后痊愈的老农送了一筐黄瓜给我家。我并不赞同现在治疗疖肿还是用韭菜和土豆，但是一定有多种选择提供给患者，让他们有所取舍。当然，如前所述，某些急诊情况确实要特殊对待。为什么在偏远山区用中药和针灸治疗更适合，因为有些低廉的西药目前已经逐渐寻不到了，而这两种治疗方法费用相对更低。

第六章

孩子最容易
被过敏找上门

儿童过敏 ✱

上一天班下来，累得就想把自己放平，医生不仅仅是拼智力，更是拼体力。我一直觉得医生属于体力付出多于脑力付出的工作者。当年选科的时候，我本来想做妇产科医生，结果带教产科的老师一撇我，不屑地说："算了吧，就你那小身板，三天吃药两天躺倒的，你能撑住晚上连续 5 个急诊手术吗？"我想起和妇产科师兄一个晚上上了 8 台顺产加剖宫产手术的经历，真可谓惊心动魄，加上每每轮到自己值夜班，一定会让自己和带教老师忙得脚上要安轮子，配得上"忙命"称号，所以还是乖乖地让出妇产科名额，在老师的推荐下选择了皮肤科，老师的原话："女孩子嘛，做点儿轻松的工作，没事的时候给自己做个科学的美容，多好。"结果"忙命"的称号不白得，在附属医院工作的时候，一晚上别人也就接 3 ~ 4 个急诊，我的记录是 30 个，那还叫急诊吗，都快成门诊了。幼时健康底子不好，一年有大半时间在发热、咳嗽、吃药。初中和高中学习压力大，大学比高中学习还累，工作比大学更累的节奏，好像只有小学算是轻松了 3 年，剩下的两年（我们当时小学是五年制）因为要照顾上初中的姐姐，家里搬家，我也只能换学校，又拼命了两年。所以没有体力就不要学医了。现在据说地方医院的医生还要练习散打和武术，发生医患冲突时，能自卫，自卫不了，还能跑得快。我们现在做的产后修复美容项目，用各种仪器操作瘦身塑形，有时一做就是一两个小时，好几斤的东西抓在手里，连续运动 1 个小时，不抽筋算你厉害。我们最重

的操作头重量是 2.5 千克，要不停地运动手腕操作 30 分钟，一个
操作下来，甭想做任何事情，打字手都抖，根本不敢拿手术刀，
若是把皮肤伤口切成锯齿状，虽然艺术表现力强，但绝不是什么
好事。

迷迷糊糊中，电话响了，是弟妹发的微信，一张小侄子的照
片。"这小孩又痒了，怎么总是反复？看皮肤抓得都是血痕了，
很心疼。"我放大照片一看，可不是，全是抓痕，还伴随着荨麻疹。
赶紧回复："吃氯雷他定糖浆，外涂炉甘石，最近又吃什么新东
西了？""在家里没吃，幼儿园的菜谱里也没有他过敏的东西，
是否吃了其他食物我还不知道，姥姥带他出去玩，可能买零食吃
了。""先用药，我周末过去看看，有问题及时联系我。"

孩子的成长离不开父母的关心和教育，孩子若是得病，父母
恨不得能替他受罪，而且会自责不已，认为没有尽到责任。其实
很多时候疾病都是不期而至，防不胜防。每每在临床上看到父母
带着患病的孩子来就诊，总是要嘱咐几句，在密切观察孩子情况
的同时，不要过度地增加孩子的恐慌情绪，毕竟父母的情绪对孩
子的影响很大。

侄子今年 3 岁，半岁时一次病毒性感冒后发生过持续 20 多
天的荨麻疹，当时也就吃了 3 天药，抗过瘙痒期就任病情自然好
转了，其间弟妹也是各种担心，我每次都是告知不用担心，会好
的。但是一岁后添加辅食过程中，食用一些食物后皮肤出现了瘙
痒现象，为此做了一次血清致敏原检测，发现是腰果和鱼虾过敏，
在控制腰果和鱼虾摄入的基础上，偶有瘙痒反复，涉及的可疑食
物有一些袋装小食品、棒棒糖、杨桃等，甚至有一次还怀疑是洗
衣服时洗衣粉用量过多，没有漂洗干净造成的瘙痒。从半岁开始，
家里就备着西替利嗪滴剂和炉甘石洗剂，两岁后加上开瑞坦糖浆，

若有挠破的地方，还要涂红霉素软膏或百多邦。润肤霜丝塔芙和思拓敏，每年各用两大瓶，偶尔用些尤卓尔、艾洛松等激素药膏。分析他容易发生皮肤敏感问题的原因有：家族史呈阳性，我有慢性荨麻疹，弟弟有过敏性鼻炎；出生后因为新生儿吸入性肺炎，没有吃上第一口母乳；妈妈太爱干净，每天给他洗澡，每次都用沐浴露，且浴后没能及时涂足量润肤霜，后来虽被我纠正，但是皮肤已经明显干燥；加辅食的时候有些贪多、贪快，偶尔看大人吃饭闹得不行的时候，也给一些成人饭菜；明确致敏原为腰果和鱼虾以后，也没有特别严格限制摄入可疑存在腰果和鱼虾的食品。以上这些都是引起荨麻疹的原因，一种原因无所谓，但是几种原因加起来，就造成了孩子反复过敏性瘙痒的发生。

同成人一样，小儿湿疹皮炎也是非常常见的，尤其是特应性皮炎，"如何正确护理孩子的皮肤"是儿童保健知识必修的一课，也是皮肤科医生最常被咨询的问题。每年我们的儿童皮肤科医生都会有两堂专门的讲座，听众总是爆满。

小儿常见皮肤问题中，与儿童皮肤护理密切相关的是尿布皮炎和特应性皮炎，后者是常常困扰大人和儿童相当长时间的常见皮肤病，更因为发病率逐年上升，一直是目前临床研究的热点。

尿布皮炎，广义上是指发生在尿布区的各种皮肤问题，如发生在会阴部位的银屑病或肠病性肢端皮炎。狭义上是指由尿布引起的相关的皮肤问题。尿布更换不勤导致局部皮肤高温、皮肤含水量过高、尿液的碱性刺激、皮肤微生物增殖，以及尿布本身的化学物质等，都可以发生刺激性尿布皮炎和过敏接触性尿布皮炎，前者常见，又分为 3 种类型，摩擦性尿布皮炎、刺激性尿布皮炎和念珠菌性尿布皮炎，疾病程度依次从轻到重。从单纯护理就能好转，到需用各种相应的治疗药物才可以好转。过敏接触性尿布皮炎很少见，若是考虑过敏，更换尿布品牌多能改善症状。

目前越来越多的儿童发生特应性皮炎，随着环境变化和全球工业化的发展，特应性皮炎的发病率逐年上升，并且和城市化程度也有一定的相关性。发达国家的儿童中特应性皮炎的发病率已经超过了 20%，2014 年南京某地的流行病学调查结果显示，特应性皮炎的发病率已经超过 12%，且城市明显高于农村。社会的目光也越来越聚焦在这部分人群上，法国甚至有三个温泉中心专门治疗特应性皮炎的患儿。而我们通常说的儿童皮肤过敏，除了荨麻疹，基本上狭义的概念就被局限在了这个疾病上。这个病的名称不能让人理解，有些拗口，因此在门诊，家长总是有各种疑问。

特应性皮炎是一种有遗传过敏倾向的慢性炎症性皮肤病，表现为瘙痒、皮肤干燥、多形性皮损，常伴发哮喘和过敏性鼻炎等。特应性指的就是有过敏家族史，对异种蛋白过敏，血清中 IgE 升高和外周血嗜酸性粒细胞增多的意思。简而言之，就是遗传过敏性。因此，遗传因素在此病的发病原因中占很大比重，若是父母中一方患有特应性皮炎，子女大概超过 50% 的概率会发生此病，而父母双方均患有特应性皮炎，子女发病率可以接近 80%。当然也有其他原因，包括食物过敏、微生物定植、环境污染、过度清洁及精神心理因素等。

还有研究发现，剖宫产的孩子发生过敏的概率高于自然生产的，奶粉喂养的孩子发生过敏的概率高于母乳喂养的孩子。所以儿科保健医生一直在呼吁，能顺产的尽量不剖宫产，能母乳喂养的尽量不用奶粉喂养，尤其是新生儿，在娩出后，一定要吸吮妈妈的乳头，虽然不一定有母乳，但是会促进肠道菌群正常建立。有研究表明，正常的肠道菌群可以减少过敏的发生和降低过敏的严重程度。

虽然此病多在儿童时期就开始发生，多数在两岁前发生，但是也有 2% 左右的人群在成年后才开始表现。大概有 60% 的患者是在 1 岁以内发病，当新生儿面部开始发红，并不断哭闹、摩擦、搔抓等，很快有糜烂、渗出流水、结痂等，都要考虑此病，而婴儿湿疹常常是特应性皮炎在婴儿期的表现。

> 我曾经遇到过一个从山东由父母特意带到北京求医的患者，3 个月的小婴儿满脸几乎没有正常皮肤，全身也极度干燥和脱屑，全是抓痂。询问原因，几乎所有的过敏因素都占上了，家族史、剖宫产婴儿、奶粉喂养、妈妈洁癖，并且妈妈的情绪极度紧张和焦虑。即便这样严重的病情，妈妈还是坚持不用润肤霜和激素，怕润肤霜堵塞毛孔，怕激素会带来不良反应，日常只是给孩子用艾叶煮水洗澡。看着孩子遭罪的模样，我只能和妈妈反复解释这个疾病的原因和治疗护理方法。治病不能因噎废食，药物是有不良反应，但是用好了就是救命的，而且激素并不是毒药，该用的时候一定要用，只是一定不能滥用。在我的反复讲解和劝说下，夫妻当场就把孩子面部的痂皮用我们提供的生理盐水和依沙吖啶溶液湿敷后去掉，然后外用地奈德软膏和雅漾三重保湿霜，看着孩子不怎么抓了，甜美地睡了 4 个多小时才醒，妈妈感动得热泪盈眶，孩子已经很久没有踏实睡这么长时间了。一个 3 个月的孩子，怎么熬过来的。其实孩子以前看的医生也都给开了药物，妈妈怕有不良反应，就是不给用，才导致疾病越来越严重。

医生开的药是否有效，还要取决于患者及家属的依从性，若是不配合用药，再好的神仙药液也无效了。

我们诊断一个患者是否患有特应性皮炎的标准有几个，目前常用的是Williams 诊断标准，主要是皮肤瘙痒、两岁前发病、皱褶皮肤受累（小儿可以是面部）、皮肤干燥、个人及儿童一级亲属有其他过敏性鼻炎或哮喘等病史、四肢屈侧皮炎。还有一些可以帮助我们判断是否有特应性皮炎的皮肤表现有：掌跖纹理粗乱、睑下褶痕、颈前褶痕、唇炎、白色划痕症、面色苍白、白色糠疹、眼周发暗（黑眼圈）、外侧半眉毛稀少或缺失、额部和颞部发际低、出汗时瘙痒、乳头湿疹等。有时候见到这样的患者，经验丰富的医生就大概能判断出这个患者属于"过敏体质"。

2014 年，中华医学会皮肤病分会对特应性皮炎做出了新的指南修订，修订指出，患者教育是做好特应性皮炎长期治疗管理的基础，而护理占了很大比重，如提倡母乳喂养，注意辅食少量、逐一添加，充分蒸煮，避免食用明确致敏的食物，暂停食用不耐受的食物，衣物选择纯棉、宽松、柔软的款式，居住环境保持清洁、通风、凉爽（冬季 22℃，夏季 26℃），勤换衣物床单，少用洗涤剂洗衣物；不过度沐浴，及时充分使用类似医学护肤品的润肤剂，定期进行心理疏导。而治疗则分为积极治疗和维持治疗，在疾病发作期积极控制病情，在缓解期维持治疗即可。

前面讲到，若是儿童有过敏性皮肤问题，一般会问到家族史，血亲三代以内都需要问有没有过敏的皮肤问题、过敏性鼻炎、过敏性哮喘和花粉症。若是有一个以上的血亲有相关的疾病，就被认为存在一定的遗传因素。但是遗传在过敏中到底占多大比重呢？是否过敏一定有遗传因素呢？目前还没有一个明确的结论。临床上经常遇到患儿家长问到这个问题，一旦被发现有家族过敏史，就会长叹一声，怎么就遗传给自己孩子了呢。

　　其实遗传在皮肤科很多疾病中都占有一定的比例，当然不仅仅是皮肤病，其他疾病也是一样，但是有些是主要因素，有些则是次要因素。在过敏性疾病中，遗传因素还是占了比较大的比重，虽然不是单基因遗传，但若是家族中，尤其是一级亲属中有一些人患有过敏性疾病，就会被认为患者本身的疾病和遗传有相关性。那些有过敏性皮肤病、过敏性鼻炎、过敏性哮喘和枯草热的父母以及祖父母辈的家庭，一旦有新生儿出生，还是要密切注意小儿可能发生的过敏性疾病，尤其是新生儿湿疹，出生两周后就可能在面部出现，在以后养育孩子的过程中，会影响孩子的辅食添加、皮肤护理、精神情绪等各个方面，需要家长花费更多的心思。

小儿常见的
沙土过敏

春节后天气越来越暖和，迎春和玉兰都次第开放了，公园游园的人群激增，除了赏花者，还有树下那些小孩子正在兴致勃勃地探索着世界，我们医院的患者也多了起来。春季是很多皮肤问题高发的季节，比如水痘等病毒感染性传染性皮肤问题，比如花粉过敏，在这中间还夹杂着一些1～4岁的儿童玩沙土造成的皮肤问题。每天的门诊都会遇到这样的小儿被家长带到门诊咨询。

护士进来："袁大夫，下一位的患者是兄弟俩，家长说是发现手上有皮肤问题。孩子们正在等候区玩玩具，不想进诊室。"和睦家医院给就诊的儿童患者准备了很多小玩具，庭院中还有滑梯，特色的儿科除了墙壁都是森林、动物等装饰，更是从美国进口了很多价格极高的诊查床，都是动物造型，有些儿科医生的听诊器还会外包一层动物装饰，我就曾经见过一个用长颈鹿装饰的听诊器，非常形象，让小朋友们就诊体验不恐慌，更愉快。医院还配备有儿童心理辅导员，让小朋友们遇到疫苗注射或抽血等情况，可以减轻心理伤害。有些孩子因为喜欢医院的环境和玩具，会对医院流连忘返，有些孩子甚至要求特意来医院玩玩具。我走到等候区，看到一个妈妈带着一大一小两个男孩子，大的3岁左右，小的1岁多，刚刚会走，俩人围在我们的公共玩具区玩得正高兴。

我蹲下来："你们好，我是袁医生，我们现在需要到另外一个房间去看看你们的皮肤好不好？"孩子们看看我，看看妈妈，又玩儿了起来。妈妈对我笑笑："玩上瘾了，就不管不顾。""走啦，走啦，不要让医生等太久，这样不礼貌，如果想玩，一会儿出来再玩儿，好不好？"哥哥看看妈妈："不好。""小伙子，可以拿着玩具走，你可以继续玩儿。"听到我这句话，哥哥拿起玩具，弟弟有样学样，也拿起了玩着的摇铃。妈妈和我慢慢引领他们进入诊室，坐在沙发上，他们仍旧专心致志地玩着玩具。

"俩孩子有什么皮肤问题？"我问妈妈。"前天我给老大洗澡发现他的手背上有好多疹子，他还挠，尤其是晚上，都有挠破的情况了。昨天看小的胳膊上也有了，吓死我了，怕是什么传染病，赶紧预约你了，还不错，能约上，要不然我得急死。"我们的预约一般要提前3~5天，当天或提前1天能预约上的机会不多，若是急诊，需要插队才可以。妈妈还真幸运。

"以前发现过这类疹子吗？""没有。""他们出生后，有过婴儿湿疹吗？""有过，出生两周左右出现过，但是不重，一个月左右就好了。""他们都是母乳喂养吗？""是，大的喂到1岁半，小的这个现在13个月，我也想喂到1岁半。"不错，是个坚持母乳喂养的妈妈。"最近两周左右，他们有过感冒、发热或打过疫苗吗？""没有发现感冒和发热，哥哥没有打疫苗，弟弟两周前注射过，当时没有任何反应。""最近有没有发现他们厌食、腹泻或便秘？""没有，都好着呢。"

"我先看看皮肤吧。你们谁想让医生阿姨看看你们的小手？"我转过身来问俩孩子。哥哥抬头，又看看妈妈。"你们谁想先让医生看看小手？"妈妈接着我的话。"我。"哥哥高高地举起小手，弟弟看着哥哥，还弄不清楚发生了什么。"好，我们看看哥哥的小手上有什么东西。"看诊儿童患者需要耐心，看诊过程要有游乐性，但是对于很恐惧医院和医护人员的孩子，这些理论有时还是不管用，这小哥俩还真不错。我看了看哥俩的手背、手心和整个胳膊，又掀开衣服看了看躯干皮肤，面颊也检查了一下。哥哥的手背和前臂伸侧有些肤色和红色的小米粒大小的丘疹，个别丘疹顶端被抓破，留下一些抓痂，以右手腕部为重，躯干皮肤略发干，但基本正常，脸颊部有个别相同的肤色小丘疹。弟弟的前臂有数个同样的肤色小丘疹，但是没有红色的丘疹和抓痂，躯干和脸颊部皮肤正常。

检查完，他们继续玩玩具。我对妈妈说："俩孩子的皮肤问题考虑沙土皮炎，不是传染的皮肤病。""啊，不传染呀，那我就放心了。可是为什么俩孩子都有呢？""沙土皮炎，顾名思义，和沙土有关，当然不仅仅是沙土，俩孩子最近有没有频繁地长时间接触沙子、土、水或毛绒玩具等？""有。"妈妈扭着眉毛："这几周，哥哥迷上我们小区的沙子堆了，每天从幼儿园回来得玩一两个小时，弄得可脏了，弟弟这几天也跟着玩儿。玩沙子也能起皮疹啊？"

"一些孩子会因为玩沙土产生皮疹，因此，我们称其为沙土皮炎，医学名词是摩擦性苔藓样疹，属于皮炎湿疹类的疾病，也被认为是一种皮肤过敏反应，有过婴儿湿疹的孩子更好发。当然，不仅仅是沙土，还有脏水，比如广场喷泉的水，或者一些毛绒玩具，皮疹的严重程度和接触沙土的时间和量有一定的相关性，接触越多，接触时间越长，皮疹可能越重，当然也有高敏的孩子，接触一点点儿就很严重。只有少部分孩子会痒，多数孩子无瘙痒症状，皮疹很快就自行消退了，以后再接触沙土也不会再起皮疹。但是对于很严重的皮疹或很痒的症状，我们需要用些药物对症治疗，可以适当帮助缩短病程，减轻瘙痒症状。毕竟孩子不会忍受不适，如果抓破皮肤的话，容易继发细菌感染，这时候治疗上相对要复杂一些。我们治疗的同时建议要预防，暂时减少接触沙土、脏水和毛绒玩具的机会，等皮疹消失，再次接触，多数小朋友就很少还能引起沙土皮炎了。"

"我知道了。"妈妈转向孩子，"听医生说了吗，不能总玩沙子啦。"

"还有一个方法，自己买沙子，清洗后给孩子玩。沙土皮炎其实不是真的对沙土本身过敏，而是可能对其中存在的微生物，尤其是螨虫过敏，还有些是对海螺等蛋白质过敏。因此，这个病名目前有被取消的可能。将沙子放大看，有些是海里面的小生物的尸体。清洁后的沙子所含有的蛋白类过敏物质减少，引起过敏的机会也就大大减小了。孩子总是要适应这个环境，也不能压制他们探索世界的好奇心和创造力。这种皮肤过敏只是孩子漫长生命中的一个小现象，不影响生长发育和智力，我们能做到的是控制瘙痒症状，预防继发感染，慢慢皮肤就会恢复原样。"

"我还有一个问题，"妈妈继续问道，"为什么右边比左边严重？"

"因为哥哥一定是右利手（右撇子），他喜欢右手持物。"

"哥哥是喜欢用右手。"

因为哥哥皮肤有抓破，给他处方了氢化可的松软膏，告诉妈妈，每日涂抹两次，连续涂抹 5～7 天，以控制瘙痒，减轻皮疹，

同时减少与沙土接触，洗手、洗澡后外涂润肤霜。若是瘙痒仍旧
很重，可以用到半个月到一个月的氢化可的松，若是 3 天后瘙痒
控制得不理想，需要更换效果更强的艾洛松等激素药膏。弟弟不
用药物，仅仅润肤即可。

教科书上原来写沙土皮炎多发生在 3 岁左右的儿童，现在也不这样写了，
因为以前 3 岁左右上幼儿园，开始大量接触外界环境，是此病的高发年龄，
而现在，孩子从出生就参加各种早教班，很多疾病好发年龄也就提前了，比
如传染性软疣，一种病毒感染的接触传染性皮肤病，原来也是幼儿好发，但
现在在 6 个月的婴儿中也常见，因为他们参加各种婴儿的早教班、游泳班，
接触其他儿童多了，被传染机会也就增加了。我一直有个疑问，让孩子不输
在起跑线上是怎么界定的？应万事以平衡为善，以幸福感为先，如同我母亲
批评我的："不要什么事情都想着拔得头筹。"我同意，当然也不能万事了了，
工作要做好，生活也要努力，却不可走偏。

微博上经常有妈妈照了这样症状的照片来询问，我也多是简单回答：沙
土皮炎，可自愈，润肤即可，外用激素药膏可止痒。问得多了，有时就懒得
详细解答了。嗯，还是要提高服务意识，端正态度。反复说一千遍，不等于
就可以简略，因为第一千零一个患者仍旧不知道。不过我有时候想，那些歌
星重复地唱一首歌，会不会唱得想吐？虽然面对的是不同的观众，在不同的
地方、不同的场景下演唱。听蔡琴讲她唱成名曲《恰似你的温柔》真的唱了
有一千遍，我唱两遍就不想唱了，看来，哪个行业都需要有职业道德啊。

玩具过敏 ✳

一个下午，马上要结束一天忙忙碌碌的工作，电话响起，是前台打过来的："袁大夫，有个患者妈妈打电话，说孩子的皮肤病很严重，现在已经在路上了，大概10分钟就能到，能否等等她，帮忙给看一下，他们不想看急诊。"一般情况下，下班以后的急性皮肤情况是去急诊看，但是急诊费用高很多，因此，很多中国自费家庭不愿意看急诊，我想当天没有什么不可以加班的情况，而且一般情况下6点前也会结束，那就等等看吧。我看时间应该够我回复微博的问题，见缝插针地干活吧。

等了15分钟，患者还没有到，可能堵车，也可能是撒谎，我曾经遇到过说10分钟就能到医院来的患者，结果1个小时才到，因为打电话时就知道大概需要1个小时，但是怕医生不加班等他，便撒谎了，在北京市用堵车当借口永远不过时，并且一定是最充分的理由。虽然遇到这样的患者，等待时气得要死，但是到看诊时还得兢兢业业，毕竟不能因为其他原因而丧失医德，这种人可能就是拖延症患者。和睦家医院规定患者错过预约时间10分钟，需要重新排队，和银行排号一样。但偶尔也有患者不讲理，自己迟到，还要马上看，让正常排队的人等他，我们就会让医院后期服务部门的工作人员介入，按照程序走纠纷流程。这样的患者给医护心里都会留有不好的印象，尤其是发生暴力情况时。有时候我们还需要在解决完事情以后，让心理医生给相关的人员进行心理疏导，以免产生不良影响。医院制定这样的原则就是要求大家遵守公平，不仅仅是约束医护人员，还保护其他患者的应得利益。有时和在其他医院工作的同学聊天，大家都对不守规矩的人感到头疼，希望有黑名单，不然谁拳头大、嗓门高、不讲理，谁就能占便宜。

等了半个小时，患者到了，妈妈带着一个 10 岁左右的男孩儿，男孩儿又着两只手，手上盖着纱布，护士检查完基本情况，输入身高、体重、体温、血压等，我在诊室开始面诊。

"袁大夫，我家孩子昨天在学校的手工课上玩儿了一下午的彩色橡皮泥，结果回家以后就出现了水疱，你看看，这么严重了，孩子又疼又痒，我本来以为会好，结果越来越重，没办法，多谢你这么晚还加班等我们。"

有了患者一句感谢，什么委屈都消失了。

"我先看看皮肤情况。"孩子把双手掌向上放在诊桌上，我打开已经脏兮兮的纱布，全手掌加上手腕都是比较严重的红肿，并且密集地长着水疱，有些水疱已经破裂、流水，还有一些脏的痂伴随轻度的脱屑。我赶紧拿出新的无菌纱布覆盖在孩子手上，吸取流出的液体。

"你自己有什么感觉？"我问孩子。

"可痒了，还有点儿疼。妈妈不让我抓。"男孩子委屈地噘着嘴，还用眼睛看着妈妈，看来平时是个严厉的母亲。

"妈妈的决定是正确的，你要是抓了，皮肤就更痒了，疾病就会不容易控制，更加严重，你遭的罪可就更大了。"这种时候我首先要维护母亲的权威性。我转过来问妈妈："以前他有过这种情况吗？"

"以前他曾经对橡皮泥过敏，是起那种小红点儿，有点儿痒，用一两次艾洛松就能好，后来有些汽车的玩具也不能玩儿，一玩儿就过敏，我就把所有的玩具都换成乐高后，就再也没有出现过过敏情况。这次是他昨天在学校做手工，搓了一下午橡皮泥，下午放学接他的时候就已经有些红痒，给擦了艾洛松，我也没有过多注意，今天早上起来，我没管他，是阿姨送他去的学校，结果老师给我打电话，说孩子的情况特别严重，我就去了学校，一看成这样了，赶紧给你们打电话，这不会留疤吧？"

"疤倒是留不下，但是孩子会遭好几天的罪，毕竟是密切接触已知的致敏原，而且接触时间长，处于急性期，水疱太多、太密集，控制后到痊愈，大概需要两周的时间。现在的水疱全部要结痂，痂皮再脱落，感觉是皮肤要脱一层。从现在直到新鲜的皮肤完全恢复到健康的状态，一般需要一个月的时间。"

"啊，那么久？那真是太遭罪了。"

"不是水疱的情况那么久，水疱在治疗以后多在 3 ~ 5 天干枯结痂，这期间痒、胀感明显，这是治疗期，然后就是结痂期，大概一周，皮肤有紧束感，需要大量润肤霜软化痂皮即可，然后痂皮脱落，新鲜皮肤长出，这是恢复期，一般需要两周左右，也是外涂润肤霜，并且注意保护新鲜皮肤，不要接触过多的酸碱性物品或硬物，防止新鲜皮肤受到刺激或摩擦。以上过程加起来是一个月左右。孩子最难受的时间是这一周。"

"一周也挺长的。"妈妈皱起了眉头。

"是啊，孩子遭罪家长心疼，恨不得能自己代替。疾病有它的发生、发展、落幕的过程，治疗的目的是减少痛苦，缩短病程，但不可能有神仙药，立刻恢复到健康状况，一点儿罪都不遭。我们尽可能地让孩子好得快一些。"

处理急性水疱型接触性过敏性皮炎的办法，就是按照处理各种皮肤病急性期表现为红、肿、流水情况的基本原则，给予硼酸冷湿敷，每天敷 3 次，每次敷 20 ~ 30 分钟，然后外涂氧化锌油到全部皮损结痂，改成单独每天 3 次外用氧化锌油，口服抗组胺药西替利嗪或氯雷他定到皮损结痂，并同时口服皮质激素泼尼松龙，每天一次，早上顿服（就是把一天的量集中到 1 顿服用），根据孩子的体重，我选择了 30mg，3 天减半量到 15mg，再服用 3 天，

停激素药。告诉妈妈两周后复诊，复诊同时做斑贴试验。治疗期间暂停各种
刺激性饮食，温水洗澡，手部皮肤减少各种接触，开具诊断证明给老师，因
为孩子近期不能用手握笔写字了。

送走患者已经 6 点半了，护士、财务和药房都跟着加了 1 个小时的
班，夜班保安都巡视完一圈了。

两周后，妈妈带着孩子复诊，手上所有的痂皮都已经脱落，粉色的
新鲜皮肤嫩嫩的。因为激素已经停用一周以上，对斑贴试验结果就没有
了影响，因此，建议做了斑贴试验，确诊是橡胶中的两种成分过敏，告
知以后所有的橡胶制品都尽量隔离或避免接触，比如汽车方向盘、球类、
厨房锅铲和锅柄等。孩子还出现了一个现象，十个指甲全部变得软软的，
甲根部发白，像有碎屑，这是皮肤受累以后指甲的营养供应出现问题造
成的，随着皮肤恢复，甲也会在 3 个月内随之恢复，这是一种常见的伴
随现象，我们俗称甲休克，部分小儿患手足口病等高热以后甲也会出现
这种情况，甚至甲分层生长，都是甲母细胞在疾病的影响下暂时性突然
停止生长造成的，不用治疗，等待即可。随疾病好转甲就全部恢复正常
了，只是因为甲的生长速度慢于皮肤，一般需要等待 3 个月左右，趾甲
改变更需要较长时间的修复，而且因为甲的分离，容易刮衣物纤维等，
需要一段时间的仔细保护。

橡胶过敏其实在生活中不少见，我还记得曾经有过一位成功人士，手掌
部皮肤反复出现湿疹样皮肤改变，经历了两年左右的诊治也不能痊愈，后来
辗转来到和睦家医院就诊，通过斑贴试验，确诊是橡胶成分过敏，和他探讨

了生活中各种可能存在的接触橡胶的机会，终于发现是高尔夫球杆的问题，因为他近两年迷上了打高尔夫球，每周有 3 ~ 4 天都要去运动，一般打 1 ~ 2 个小时，而他又不像真正的高尔夫运动员一样戴手套打，因此，会反复接触球杆上的橡胶把而导致手掌皮疹发生，并且经久不愈。解决办法一是带棉线手套，二是更换高尔夫球杆，我当时还开玩笑说，听说有黄金球杆，可以试试，结果该患者还真的换了一套黄金的高尔夫球杆。后来因为其他皮肤问题又来就诊的时候，还特意和我说了一下，并把他的黄金高尔夫球杆照片给我秀了秀，当然，自此以后，手上的过敏再也没有反复。

女性对橡胶过敏常常发生于反复接触了厨房用品上，锅柄、刀把、铲柄、高压锅密封圈等都有部分是橡胶做的，家庭劳动中密集接触的物品还有种花用的花锄、花铲等，一旦发现过敏，更换成木质材料或陶瓷等即可。而一些特殊职业，如汽车修理工或自行车修理工，以及轮胎厂或鞋厂的工人等，若是有橡胶过敏的反应，需要考虑更换职业。还有橡胶手套、橡皮筋、鞋底、橡胶垫、鼠标、某些牙刷柄、某些凳子、雨鞋、口香糖、一些玩具和衣物等，都需要注意。

针对小儿发生过敏反应，我们一般会对患儿父母进行建议，为孩子谋划未来从事何种工作，以尽量避免反复接触致敏原。但是生活有时不以人的意志为转移，为了生存，为了各种理由，并不是所有有过敏性疾病的患者都能有机会在选择职业以前明确自己的过敏反应和致敏原，也有的过敏是在选择职业以后才发生的，更不是所有人都有勇气更改职业方向。生活充满了各种可能。但是从医生角度，应给予患者一个好的预防疾病建议，而不是得病以后才来治疗，这样更能提高患者的生活质量，减少个人和国家的人力、财力等各种消耗和浪费。

结语

　　整本书都在讲过敏是个病，其实我们也可以利用过敏做些有益的事情。临床上有些疾病的治疗方法就是利用药物引起皮肤的刺激或过敏等不良反应，如斑秃、白癜风可以用 DNCB 致敏后刺激治病，但是要掌握好剂量和时间，才能取得期望的疗效。而这个方法的致敏程度不好控制，因此，目前已经逐渐不在临床上继续使用了。但是不妨碍有些科学家还在研究一些药物，通过药物引起过敏的机制，达到既定的目的，从而变劣势为优势，达到临床治疗的目的，让我们拭目以待吧。

　　本书中零零散散地讲了一些过敏性疾病的预防和治疗，在这里总结一下。预防在于利用各种可能的医疗和非医疗手段发现致敏原，能避开的避开，不能避开的尽量减少接触。治疗则使用各种内服外用的抗过敏药物，根据病情轻重，按照医生的指导进行治疗即可。全球多数抗过敏药都属于非处方药物，可以自行在药店购买，但是需要强调的是，小儿过敏和成人的严重过敏建议去医院及时诊治。